PROF. DR. ANGELA RELÓGIO

DIE CHRONO STRATEGIE

Gesünder, fitter, jünger – im Takt mit der inneren Uhr

INHALT

VORWORT

Warum fühlen wir uns tagsüber wacher und energiegeladener und warum neigen wir dazu, uns nachts zu einer bestimmten Zeit müde zu fühlen? Die Antwort liegt in den Rhythmen, die unseren Körper steuern und die eine Symphonie physiologischer Prozesse orchestrieren, die sich etwa alle 24 Stunden wiederholen. Diese zirkadianen Rhythmen – so nennt die Wissenschaft sie – sind keine bloßen Zufälle, sondern fein abgestimmte Mechanismen, die sich über Jahrtausende hinweg entwickelt haben, um uns mit der Erdrotation zu synchronisieren und unser Überleben in einer dynamischen Umwelt zu optimieren. Die zirkadianen Rhythmen beschränken sich jedoch nicht nur auf den Schlaf und das Wachsein. Sie beeinflussen alles: von unserer Stimmung und Leistungsfähigkeit bis hin zu unserem Stoffwechsel und Immunsystem. In diesem Buch schauen wir mithilfe der Wissenschaft, was hinter diesen Rhythmen steckt, und decken das komplizierte Zusammenspiel von Genen, Hormonen und äußeren Einflüssen auf, die unsere zirkadiane Uhr regulieren.

Bei der Vorbereitung dieses Buches hatte ich das große Vergnügen, mit zahlreichen Experten zu sprechen, von Wissenschaftlern über Ärzte bis hin zu aktiven Entscheidungsträgern und Beratern auf den Gebieten der Krankenversicherung, der Langlebigkeit und auch der Frauengesundheit. Die Erkenntnisse aus diesen Gesprächen sind im ganzen Buch verteilt und bereichern den Inhalt mit verschiedenen Perspektiven. Einer dieser Experten ist Michael W. Young, ein Forscher, Professor und Nobelpreisträger, der für seine Beiträge zur Entdeckung der Mechanismen der zirkadianen Rhythmen bekannt ist. Ich habe ihn nach den wichtigsten Erkenntnissen gefragt, die er über diese Rhythmen und deren Bedeutung für uns Menschen vermitteln möchte:

»Wir haben biologische 24-Stunden-Uhren, die sich vor langer Zeit entwickelt haben und nicht nur bei uns Menschen, sondern bei verschiedenen Lebensformen erhalten geblieben sind. Das bedeutet, dass es für uns einen erheblichen gesundheitlichen Vorteil geben muss, sie zu haben, und es deutet darauf hin, dass wir so gebaut sind, um rhythmisch zu sein. Die Störung dieser Rhythmen kann ein ernsthaftes Problem darstellen und sich möglicherweise auf die Wirksamkeit von Medikamenten und das allgemeine Wohlbefinden auswirken. Das Ignorieren dieser Rhythmen kann zu einem Kampf gegen unseren eigenen Organismus und unsere eigene Gesundheit führen.«

(Michael W. Young)

Auf den folgenden Seiten werden wir die Auswirkungen des modernen Lebensstils auf unseren zirkadianen Rhythmus untersuchen. Wir werden sehen, wie künstliches Licht, unregelmäßige Schlafgewohnheiten und Schichtarbeit das empfindliche Gleichgewicht unserer inneren Uhren stören und tiefgreifende Folgen für unsere Gesundheit haben können. Wir werden uns auch mit den neuesten Forschungsergebnissen beschäftigen, die eine Störung der zirkadianen Rhythmen mit dem Altern und einer Vielzahl von Gesundheitsstörungen in Verbindung bringen.

Aber es ist längst nicht alles dunkel und düster. In diesem Buch werden wir auch entdecken, wie einfache Änderungen des Lebensstils einen tiefgreifenden Einfluss auf die Optimierung unserer zirkadianen Rhythmen haben können und uns in die Lage versetzen, ein gesünderes Leben im Einklang mit der natürlichen Uhr unseres Körpers zu führen.

EINLEITUNG: VON DER INNEREN ZEIT DER ZELLEN

Wenn wir über Zeit nachdenken, fokussieren wir uns oft auf die Vergangenheit oder die Zukunft und übersehen dabei den gegenwärtigen Moment. Wir denken darüber nach, wie die Zeit vergeht und wie sich das Leben um uns herum verändert, wie Kinder wachsen oder wie wir älter werden.

Es gibt jedoch eine tägliche Zeit, das Hier und Jetzt. In unserem Körper verfolgt jede Zelle genau diese Zeit, den täglichen Rhythmus, durch einen bemerkenswerten Mechanismus: die innere 24-Stunden-Uhr. Da diese Uhr Rhythmen von ungefähr einem Tag (von Lateinisch *circa* und *dies*) erzeugt, wird sie auch als zirkadiane[1] Uhr bezeichnet. Wir alle haben eine solche zirkadiane Uhr, und unsere Uhr orchestriert die körperlichen, geistigen und verhaltensmäßigen Veränderungen im Laufe eines 24-Stunden-Tages. Sie kann in erster Linie durch Licht und Dunkelheit, aber auch durch Faktoren wie Nahrung, Stress und soziale Interaktionen beeinflusst werden. Sie reguliert wichtige Körperfunktionen wie Schlaf, Hormonausschüttung und Verdauung und hat damit einen großen Einfluss auf unser allgemeines Wohlbefinden.

Im Laufe eines 24-Stunden-Tages folgt unser Körper zirkadianen Rhythmen, die verschiedene physiologische Prozesse regulieren. Abends steigt der Melatoninspiegel an, wodurch wir uns schläfrig fühlen und einen erholsamen Schlaf haben. – Deshalb wird Melatonin auch als Schlafhormon bezeichnet. – Am frü-

1 Der Begriff »zirkadian« wurde von Franz Halberg (5. Juli 1919 – 9. Juni 2013), Professor an der Universität von Minnesota und einer der Gründer der modernen Chronobiologie, eingeführt.

hen Morgen erreicht der Melatoninspiegel seinen Tiefpunkt und bereitet uns darauf vor, aufzuwachen und den Tag zu beginnen. Unsere Herzfrequenz und Körpertemperatur steigen allmählich an, während wir wacher werden. Zwischen dem Vormittag und dem frühen Nachmittag sind unsere Konzentrations- und Reaktionsfähigkeit in der Regel am besten: Das ist also eine ideale Zeit für komplexe Aufgaben und die Lösung von Problemen. Die körperliche Leistungsfähigkeit erreicht am späten Nachmittag oft ihren Höhepunkt, sodass dies eine gute Zeit für Bewegung und Sport ist. Wenn der Abend naht, steigt die Melatoninproduktion wieder an und signalisiert, dass es Zeit ist, zur Ruhe zu kommen. Diese Rhythmen, die in der Grafik auf Seite 8 dargestellt sind, sorgen dafür, dass unser Körper optimal funktioniert und sich an den natürlichen Tag-Nacht-Zyklus des Planeten Erde anpasst.

Vom Schlafverhalten von Säuglingen bis hin zu den Aufwachschwierigkeiten bei Teenagern – unsere innere Uhr prägt unsere täglichen Erfahrungen und bestimmt die für uns optimalen Tageszeiten für Aktivitäten wie Klassenarbeiten, Sport oder die Einnahme von Medikamenten. Leider bleibt diese wichtige Uhr oft unbeachtet, was zu gesundheitlichen Problemen wie sozialem Jetlag[2] (siehe Seite 191), Müdigkeit, Depressionen, Stoffwechselstörungen und sogar Krebs beitragen kann.

Es ist an der Zeit, in das faszinierende Reich unserer zirkadianen Uhr einzutauchen. Auf den Seiten dieses Buches begeben wir uns auf eine spannende Reise durch die komplexen Mechanismen unseres inneren Zeitmessers. Vom vielschichtigen Zusammen-

2 Sozialer Jetlag bezeichnet die Diskrepanz zwischen dem biologischen zirkadianen Rhythmus einer Person und ihrem sozialen Zeitplan, insbesondere ihrem Arbeits- oder Schulzeitplan. Diese Diskrepanz tritt auf, wenn der natürliche Schlaf-Wach-Rhythmus einer Person durch soziale Verpflichtungen gestört wird, die sie dazu zwingen, zu Zeiten aufzuwachen und aktiv zu sein, die nicht mit ihrer inneren Körperuhr übereinstimmen.

spiel der Gene und Proteine, aus denen unsere Uhr besteht, bis hin zu ihren tiefgreifenden Auswirkungen auf unsere Gesundheit und unser Wohlbefinden werden wir das Geheimnis des täglichen Rhythmus unseres Körpers erkunden.

Durch die Betrachtung neuester Forschungsergebnisse und praktischer Anwendungen soll dieses Buch ein umfassendes Verständnis dafür vermitteln, wie zirkadiane Rhythmen unser Leben bestimmen und was wir tun können, damit unsere Uhr richtig tickt. Denn so wie wir eine mechanische Uhr einstellen können, kann auch unsere innere Uhr eingestellt, vorverlegt oder verzögert werden. Die Faktoren, die unseren inneren 24-Stunden-

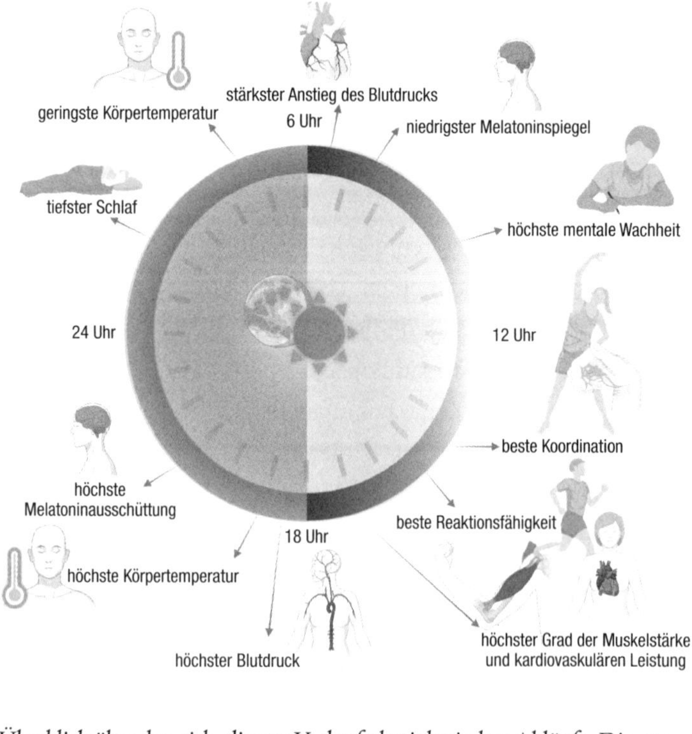

Überblick über den zirkadianen Verlauf physiologischer Abläufe. Die angegebenen Zeiten dienen als Referenz und können individuell abweichen.

Rhythmus beeinflussen, zu verstehen und zu steuern, ist für die Erhaltung unserer Gesundheit von entscheidender Bedeutung.

Das Buch beginnt mit der Entwicklung der Chronobiologie als Forschungsgebiet und erläutert die biologischen Grundlagen, um dann zu den Chronotypen und den praktischen Folgen für unseren Alltag und unsere Gesundheit zu kommen. Wer aber wenig Zeit hat und sich für ein Thema besonders interessiert, kann im Buch auch springen und gleich in »seinem« Bereich mit dem Lesen beginnen. Damit das funktioniert, habe ich einige der notwendigen Informationen wiederholt. Außerdem gibt es am Ende des Buchs ein Glossar mit allen wichtigen erklärungsbedürftigen Begriffen.

Ich habe keine geschlechtsneutrale Sprache verwendet, um das Lesen zu erleichtern. Aber der Text und die Informationen in diesem Buch zielen darauf ab, Frauen, Männer und alle Geschlechter gleichermaßen zu berücksichtigen, mit Ausnahme der Abschnitte mit spezifischen Informationen für die weibliche Gesundheit.

Ob nun du als neugieriger Leser, Sie als wissbegierige Leserin oder wir als erfahrene Forscher, ich lade euch alle ein, euch mir anzuschließen und von der tiefgreifenden Bedeutung dieses inneren Zeitmessers erleuchten und inspirieren zu lassen. Ich warne euch jedoch, dass ihr am Ende des Buches von unserer inneren Uhr vielleicht genauso verzaubert sein werdet wie ich. Willkommen in der fesselnden Welt der zirkadianen Rhythmen!

EINS

WIE WIR DIE ZEIT MESSEN

DIE INNERE UHR – UNSER STILLER DIRIGENT

Wie wäre eine Welt ohne Uhren oder andere Geräte, mit denen wir den Ablauf von Stunden, Minuten und Sekunden verfolgen könnten? Würden wir nur in der Gegenwart existieren, ohne Zukunft und ohne Vergangenheit? Das Tageslicht bietet vielleicht einen gewissen Anschein von Tagesrhythmen, aber was wäre, wenn wir in einem isolierten Raum ohne Einwirkung der Außenwelt leben würden? Woher würde unser Körper wissen, wann er was zu tun hat, und wäre das überhaupt wichtig?

Solche Experimente sind tatsächlich mit Menschen durchgeführt worden. Das 1966 von Jürgen Aschoff und Rütger Wever initiierte und später von Jürgen Zulley vom Max-Planck-Institut für Verhaltensphysiologie geleitete Bunkerexperiment hatte zum Ziel herauszufinden, ob der Mensch ähnlich wie andere Spezies über eine eigene innere zirkadiane Uhr verfügt. Die Versuchsteilnehmer hielten sich mehrere Wochen lang in einem stahlverstärkten Bunker in der deutschen Stadt Andechs auf. Der Bunker war fensterlos und verfügte über grundlegende Einrichtungen wie ein Schlafzimmer, eine Küche und eine Dusche. Die Teilnehmer hatten die Kontrolle über die Beleuchtung, die sie nach ihren Vorlieben regulieren konnten.

Wissenschaftler maßen verschiedene Parameter, darunter Schlaf-Wach-Zyklen, Körpertemperatur, Hormonspiegel, kognitive Leistung und körperliche Aktivität. Zu den Verhaltensbeurteilungen gehörten psychologische Tests, Aktivitätsprotokolle und Leistungsaufgaben. Die physiologischen Messungen konzentrierten sich auf die Körperkerntemperatur und die Hormonschwankungen, besonders auf den Melatonin- und Cortisolspiegel. Die Ergebnisse zeigten, dass die Körpertemperatur und die

Aktivitätszyklen der Teilnehmer bei Abwesenheit äußerer Anreize einen Zeitraum (Periode) von etwa 25 Stunden umfassten. Interessanterweise hatten Männer in der Regel eine etwas längere Periode als Frauen. Neuere Studien deuten darauf hin, dass die beobachtete 25-Stunden-Periode auf die Fähigkeit der Teilnehmer zurückzuführen sein könnte, die Beleuchtung zu kontrollieren. Unter streng kontrollierten Laborbedingungen beträgt die innere Periode des Menschen etwa 24,2 Stunden. Eine im Bunkerexperiment getestete Variable war die Auswirkung der Lichtintensität auf den zirkadianen Rhythmus. Aschoff und sein Team manipulierten die Lichtintensität, indem sie die Versuchspersonen entweder schwachem Licht (40 Lux) oder intensivem Licht (200 Lux) aussetzten, wenn sie sich entschieden, das Licht einzuschalten. Sie fanden heraus, dass intensives Licht die circa 24 Stunden lange Periode um etwa 0,7 bis 1 Stunde verkürzte. Dieses Ergebnis blieb auch dann bestehen, wenn die Reihenfolge der Lichtintensität umgekehrt wurde. Spätere Experimente zeigten, dass intensives Licht die Melatoninproduktion unterdrückt, was Aufschluss über die chemischen Faktoren gibt, die den Schlaf beeinflussen.

Das Bunkerexperiment zeigte auch, dass bei einigen Personen der Aktivitätsrhythmus von ihrem Körpertemperaturrhythmus abwich. Bei manchen Teilnehmern trat diese Abweichung sofort bei Beginn des Experiments auf, bei anderen dauerte es Tage bis Wochen der Isolation. In der Regel blieb die Körperkerntemperatur bei einer etwa 25 Stunden dauernden Periode, während der Schlaf-Wach-Rhythmus eine andere Periode annehmen konnte, sodass zum Beispiel einige Teilnehmer 12 Stunden schliefen und 20 Stunden aktiv waren. Dies veranlasste Aschoff zu der Vermutung, dass der Mensch möglicherweise mehr als eine zirkadiane Uhr hat, wobei die biologische Grundlage für diese Entsynchronisierung bis heute noch nicht geklärt ist.

Vor dieser Studie hatte die Wissenschaft bereits festgestellt, dass es bei zahlreichen Pflanzen- und Tierarten innere Uhren gibt, die autonom funktionieren können. Unklar war, ob auch der Mensch einen solchen intrinsischen Rhythmus besitzt oder ob er sich ausschließlich auf äußere Anhaltspunkte verlässt, ohne den Einfluss einer inneren Uhr. Das bedeutendste Ergebnis des Bunkerexperiments war, dass der Mensch tatsächlich eine innere Uhr mit einer Periode von etwas mehr als 24 Stunden aufweist, die auch ohne äußere Zeitgeber weiterläuft. Diese bahnbrechende Studie belegte die Existenz einer inneren biologischen Uhr, die Schlaf, Wachsein und andere physiologische und verhaltensbezogene Prozesse steuert. Das Bunkerexperiment hatte erhebliche Auswirkungen auf den medizinischen Bereich, vor allem auf das Verständnis von Problemen im Zusammenhang mit Schichtarbeit und Jetlag[3], denn es belegte die Bedeutung der Übereinstimmung der inneren zirkadianen Uhr mit dem Hell-Dunkel- und Schlaf-Wach-Zyklus.

Wie verschiedene Organismen, von Cyanobakterien[4] bis hin zu Säugetieren, haben auch wir Menschen einen solchen Zeitmesser entwickelt, der es uns ermöglicht, Umweltveränderungen wie die täglichen Licht- und Dunkelheitszyklen vorherzusehen, darauf zu reagieren und uns daran anzupassen – die innere biologische Uhr. Wir alle haben eine innere Uhr, die wie ein stiller Dirigent das Timing entscheidender Prozesse orchestriert – vom Schlafzyklus bis zur Hormonausschüttung. Die Uhr als unsichtbarer Choreograf

---

3 Jetlag ist eine vorübergehende Schlafstörung, die auftritt, wenn die innere Körperuhr oder der zirkadiane Rhythmus einer Person nicht mehr mit der Zeitzone übereinstimmt, in die sie gereist ist. Das passiert, wenn jemand schnell mehrere Zeitzonen durchquert wie bei einem Langstreckenflug.

4 Cyanobakterien, auch bekannt als Blaugrünbakterien, sind ein Stamm von Bakterien, die ihre Energie durch Photosynthese gewinnen. Sie gehören zu den frühesten Lebensformen auf der Erde und haben eine bedeutende Rolle bei der Gestaltung der Atmosphäre und der Ökosysteme unseres Planeten gespielt.

sorgt dafür, dass unser Körper seine täglichen Rhythmen im Einklang mit der Erdrotation ausführt. Diese Koordination ist lebenswichtig: Störungen können zu gesundheitlichen Problemen führen.

Tatsächlich hat sich seit dem Bunkerexperiment die Erkenntnis verstärkt, dass die innere Uhr unseres Körpers einen ungefähren 24-Stunden-Rhythmus aufweist, die den zeitlichen Ablauf verschiedener biologischer Prozesse über einen Zeitraum von 24 Stunden steuern, was genau der Dauer eines Erdumlaufs um die eigene Achse entspricht. Daher werden diese Rhythmen als zirkadian bezeichnet und synchronisieren unsere physiologischen Funktionen mit dem Tag-Nacht-Zyklus der Erde. Während viele von uns den zirkadianen Rhythmus nur mit dem Schlaf-Wach-Rhythmus in Verbindung bringen, geht sein Einfluss weit darüber hinaus und beeinflusst Hormonschwankungen, den Stoffwechsel und sogar kognitive Fähigkeiten auf komplexe Weise. Die Lichtexposition, insbesondere das natürliche Sonnenlicht, spielt eine entscheidende Rolle bei der Regulierung unserer zirkadianen Uhr und signalisiert uns beispielsweise, wann es Zeit ist, wach und aktiv zu sein oder sich zur Ruhe zu begeben.

UNSERE VIELEN UHREN UND WIE SIE DIE ZEIT EINHALTEN

Es mag verwundern, aber wir haben nicht nur eine zirkadiane Uhr, wir haben mehrere. Tatsächlich hat praktisch jede Zelle unseres Körpers eine Uhr. Früher sahen Wissenschaftler dieses System von miteinander verbundenen Uhren als ein hierarchisches System an, mit einer Hauptuhr oder einem Schrittmacher, der von der zellulären Uhr in einer speziellen Region des Gehirns gebildet wird, und mit peripheren Uhren in jeder Zelle unseres

Körpers. Neue Daten stellen dieses Konzept infrage. Es scheint vielmehr, dass die Kommunikation zwischen den Uhren im Gehirn zum Rest unserer Zellen nicht einseitig erfolgt, sondern eher in beide Richtungen funktioniert. Jedenfalls bilden diese zellulären Uhren zusammen ein System von synchronisierten zirkadianen Uhren und das bedeutet: Jede einzelne zelluläre Uhr tickt zur gleichen Zeit. Diese Synchronität ist entscheidend für die optimale Leistungsfähigkeit unseres Körpers.

Zur Vereinfachung werde ich jedoch die Uhr im Nucleus suprachiasmaticus (SCN) des Gehirns weiterhin als Hauptuhr bezeichnen. Diese zentrale zirkadiane Uhr befindet sich im Hypothalamus[5] des Gehirns und fungiert als Hauptschrittmacher. Er empfängt Lichtsignale und stimmt den inneren Rhythmus des Körpers auf den äußeren Tag-Nacht-Zyklus ab. Licht ist der stärkste natürliche Zeitgeber, der unsere Hauptuhr im Gehirn erreicht. Das deutsche Wort »Zeitgeber« wird übrigens international in diesem Forschungsbereich verwendet, weil es eine komplexe Idee in nur einem Begriff zusammenfasst. Im Zusammenhang mit zirkadianen Rhythmen bezieht sich der Begriff »Zeitgeber« auf alle externen oder umweltbedingten Faktoren, die die innere biologische Uhr eines Organismus mit dem 24-Stunden-Hell-Dunkel-Zyklus der Erde synchronisieren oder in Einklang bringen. Der Begriff wurde erstmals von Jürgen Aschoff eingeführt und hat sich aufgrund seiner präzisen Definition, der etablierten

---

5 Der Hypothalamus befindet sich im Gehirn, ist ungefähr so groß wie eine Erbse, enthält aber viele neuronale Regionen mit hochspezialisierten Funktionen. Der Hypothalamus reagiert auf eine Vielzahl von Signalen, darunter Körpertemperatur, Hunger, Sättigungsgefühl nach dem Essen, Blutdruck und Hormonspiegel im Kreislauf. Er reagiert auch auf Stress und steuert unsere täglichen Körperrhythmen, wie die nächtliche Sekretion von Melatonin aus der Zirbeldrüse, die täglichen Veränderungen des Cortisolspiegels (des Stresshormons) und der Körpertemperatur über einen Zeitraum von 24 Stunden.

Tradition in der Chronobiologie und der Konsistenz, die er in der wissenschaftlichen Kommunikation bietet, in der wissenschaftlichen Gemeinschaft durchgesetzt.

ÜBLICHE ZEITGEBER SIND:

- **Licht:** Die Veränderung der Helligkeit ist für die meisten Organismen der wichtigste Zeitgeber, der den Schlaf-Wach-Rhythmus und andere physiologische Prozesse reguliert.
- **Temperatur:** Tägliche Temperaturschwankungen können für einige Arten, insbesondere Ektothermen[6] wie Reptilien, als Anhaltspunkte dienen.
- **Soziale Interaktionen:** Bei Menschen und anderen sozialen Tieren kann die wechselseitige Beziehung mit anderen dazu beitragen, die innere Uhr zu synchronisieren.
- **Ernährungszeiten:** Der Zeitpunkt der Nahrungsaufnahme kann die zirkadianen Rhythmen beeinflussen, insbesondere bei Tieren mit unregelmäßigem Nahrungsangebot.

Interessanterweise sind wir Menschen, obwohl wir eine innere zirkadiane Uhr haben, auf äußere Signale wie Licht angewiesen, um unsere Uhr jeden Tag neu zu stellen, damit sie mit der Zeit der Außenwelt übereinstimmt. Ohne diese Signale würde unsere innere Uhr langsam abdriften, sodass wir jeden Tag ein bisschen später aufwachen würden.

LUX – DIE MASSEINHEIT FÜR DAS LICHT

Licht ist ein entscheidender Faktor bei der Regulierung unserer zirkadianen Rhythmen und wird in Lux gemessen. Lux ist eine

---

6 Ein ektothermes Lebewesen ist ein Organismus, der zur Regulierung seiner Körpertemperatur hauptsächlich auf externe Wärmequellen angewiesen ist.

Maßeinheit für die Beleuchtungsstärke. Es misst die Intensität des Lichts, wie sie vom menschlichen Auge wahrgenommen wird. Lux gibt die Gesamtmenge des Lichts an, das auf eine Oberfläche fällt: je näher an der Lichtquelle, desto höher der Lux-Wert. An einem sonnigen Tag kann die Lichtintensität etwa 100.000 Lux erreichen, während sie an einem bewölkten Tag bei etwa 1000 bis 5000 Lux liegt (siehe Seite 142). Im Gegensatz dazu ist die typische Innenraumbeleuchtung zu Hause oder in einem Büro viel schwächer, in der Regel etwa 100 bis 500 Lux.

Die Beleuchtungsstärken von Computerbildschirmen, Mobiltelefonen, Fernsehbildschirmen und normalen Haushaltslampen können sehr unterschiedlich sein. Typische Werte, ausgedrückt in Lux, sind:

Computerbildschirme: 30 bis 300 Lux. Computerbildschirme können je nach Einstellung und Art des Bildschirms (zum Beispiel LCD[7], LED[8]) unterschiedlich hell strahlen. Die Helligkeitseinstellungen, das Umgebungslicht und die Größe des Bildschirms beeinflussen die Lux-Zahl.

Smartphones: 30 bis 1000 Lux. Die Bildschirme von Mobiltelefonen können recht hell sein, vor allem bei hohen Helligkeitsstufen, die für die Sichtbarkeit im Freien verwendet werden. Bei durchschnittlicher Nutzung in Innenräumen sind die Lux-Werte in der Regel niedriger.

---

7 LCD (Liquid Crystal Display; deutsch: Flüssigkristallbildschirm) ist eine Art Flachbildschirmtechnologie, die häufig in Fernsehern, Computermonitoren, Smartphones und anderen elektronischen Geräten verwendet wird.

8 LED (Light Emitting Diode; deutsch: lichtemittierende Diode) ist ein Halbleiterelement, das Licht emittiert, wenn ein elektrischer Strom hindurchfließt.

Fernsehbildschirme: 50 bis 500 Lux. Fernsehbildschirme geben je nach Größe, Typ (LCD, LED, OLED[9]) und Helligkeitseinstellung unterschiedlich viel Licht ab. Die Helligkeit kann auch mit dem angezeigten Inhalt variieren.

Normales Licht zu Hause:

- Raumbeleuchtung: 50 bis 300 Lux; die allgemeine Beleuchtung in Wohnräumen, Fluren und Schlafzimmern fällt normalerweise in diesen Bereich.
- Arbeitsbeleuchtung: 300 bis 1000 Lux. Die Arbeitsbeleuchtung in Küchen, Lesebereichen und an Arbeitsplätzen kann höher sein, um ausreichende Sicht für detaillierte Tätigkeiten zu gewährleisten.
- Helle Beleuchtung: 1000 bis 2000 Lux. In Bereichen, die eine sehr helle Beleuchtung erfordern, wie in Badezimmern oder speziellen Arbeitsbereichen, werden möglicherweise hellere Lampen verwendet.

Diese Werte sind typische Bereiche und können je nach Produkt und Umgebung variieren.

Dieser große Unterschied der Lichtintensität drinnen und draußen verdeutlicht, warum der Aufenthalt im Freien während des Tages unsere innere Uhr und unser allgemeines Wohlbefinden erheblich beeinflussen kann. Im Kapitel »Deine Chrono-Strategie« (ab Seite 126) werden wir mehr über die optimale Nutzung von Licht zur Aufrechterhaltung eines gesunden zirkadianen Rhythmus erfahren. Doch zunächst wollen wir uns darauf konzentrieren, wie unser Körper Lichtsignale verarbeitet.

---

9 OLED (Organic Light Emitting Diode; deutsch: organische Leuchtdiode) ist eine Art von LED, bei der die lichtemittierende Schicht aus einer organischen Komponente besteht.

Die Netzhaut hilft uns nicht nur beim Sehen, sondern sendet über den retinohypothalamischen Trakt (RHT) auch wichtige Lichtinformationen an unsere Hauptuhr im Gehirn, die zur Regulierung unseres Schlafs und unseres Tagesrhythmus beiträgt. Die Netzhaut enthält unter anderem drei Arten an speziellen Zellen:

- Zapfen für das Sehen bei Tageslicht oder anderen höheren Lichtstärken (photopisches Sehen): Sie können Farben erkennen und sind für eine hohe räumliche Sehschärfe verantwortlich;
- Stäbchen für das Sehen bei schwachem Licht (skotopisches Sehen): Sie vermitteln kein Farbsehen und haben eine geringe räumliche Sehschärfe;
- intrinsisch photo(=licht)empfindliche retinale Ganglienzellen (ipRGCs): Sie enthalten Melanopsin und sind von zentraler Bedeutung für die innere Uhr.

Melanopsin ist ein sehr lichtempfindliches Photopigment. Melanopsin-haltige Zellen sind wichtig für die Anpassung unserer inneren Uhr an das Licht. Mit zunehmendem Alter vergilbt allmählich unsere Augenlinse, sodass weniger blaues Licht die Netzhaut erreicht. Dies kann zu einer verminderten Aktivierung der Melanopsin-haltigen Ganglienzellen in der Netzhaut führen, die für nicht visuelle Lichtreaktionen zuständig sind. Die Melanopsinhaltigen Zellen können dann ihre Funktion als Synchronisierer der inneren Uhr mit den äußeren Hell-Dunkel-Zyklen nicht mehr richtig erfüllen und das wirkt sich möglicherweise auf den Schlaf und andere Körperfunktionen aus, die von der inneren Uhr abhängig sind.

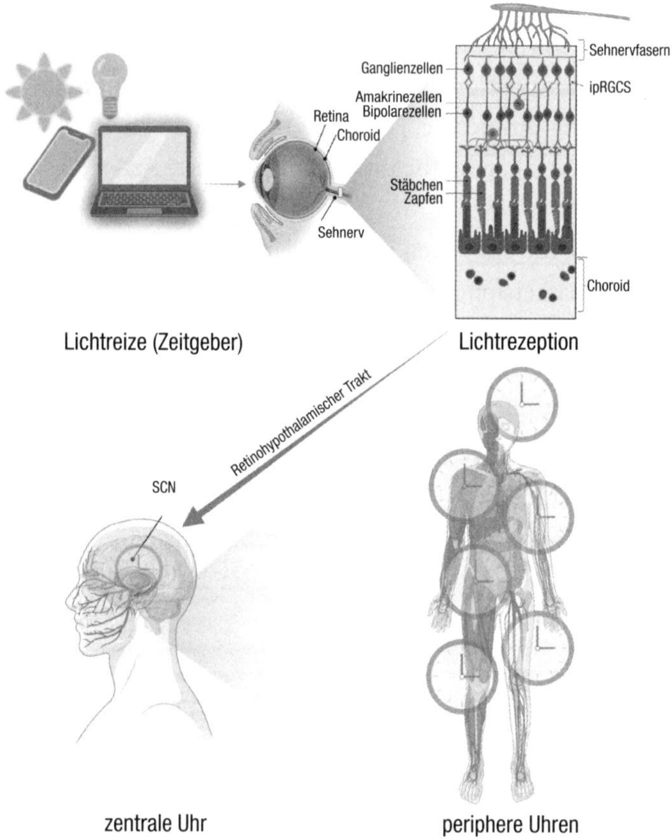

Übertragung von Lichtsignalen und Synchronisierung mit der Umwelt

WAS IST BLAUES LICHT?

Blaues Licht ist der Anteil des sichtbaren Lichts mit einer Wellenlänge zwischen etwa 380 und 500 Nanometern. Es ist Teil des elektromagnetischen Spektrums und liegt zwischen dem nicht sichtbaren ultravioletten (UV-)Licht und grünem Licht. Blaues Licht hat im Vergleich zu anderen Farben des sichtbaren Lichtspektrums eine kürzere Wellenlänge und eine höhere Energie. Aufgrund seiner kürzeren Wellenlänge wird blaues Licht beim Auftreffen auf die Atmosphäre stärker gestreut als andere Farben, weshalb der Himmel blau erscheint.

Quellen von blauem Licht

Sonnenlicht: Die Sonne ist die Hauptquelle von blauem Licht, das eine entscheidende Rolle bei der Regulierung der inneren Uhr unseres Körpers spielt und uns hilft, tagsüber wach zu bleiben und nachts zu schlafen.

Elektronische Geräte: LED-Bildschirme von Computern, Smartphones, Tablets und Fernsehgeräten strahlen blaues Licht ab.

LED- und Leuchtstoffröhren-Beleuchtung: Diese Beleuchtungsarten sind energieeffizient, strahlen aber ebenfalls blaues Licht ab.

Die Kenntnis des blauen Lichts und seiner Auswirkungen kann uns helfen, Maßnahmen zu ergreifen, um mögliche negative Auswirkungen zu verringern, besonders in unserer zunehmend digitalen Welt:

- Positive Auswirkungen: Die Exposition gegenüber blauem Licht während des Tages kann die Wachsamkeit und die kognitiven Funktionen steigern. Blaues Licht kann die Stimmung positiv beeinflussen und wird manchmal in der Lichttherapie[10] zur Behandlung der saisonal abhängigen Depression (SAD) eingesetzt.
- Negative Auswirkungen: Längere Exposition gegenüber blauem Licht von Bildschirmen kann zu Überanstrengung der Augen,

10 Lichttherapie, auch Phototherapie oder Helllichttherapie (englisch: Bright Light Therapy, BLT) genannt, ist die Behandlung mit direktem Sonnenlicht oder künstlichem Licht mit kontrollierten Wellenlängen zur Therapie einer Vielzahl von medizinischen Erkrankungen.

Augentrockenheit und Unwohlsein führen. Blaues Licht, vor allem vor dem Schlafengehen, kann die Produktion des Schlafhormons Melatonin beeinträchtigen, was zu Schwierigkeiten beim Einschlafen oder bei der Aufrechterhaltung einer guten Schlafqualität führen kann. Die langfristigen Auswirkungen von blauem Licht auf die Netzhaut werden derzeit erforscht. Einige Studien deuten darauf hin, dass eine übermäßige Exposition zu Netzhautschäden beitragen und das Risiko einer altersbedingten Makuladegeneration erhöhen kann.

Meine Tipps zur Minderung der Blaulichtexposition:
Verwenden Sie Blaulichtfilter oder Apps, die die Emission von blauem Licht aus Bildschirmen reduzieren. Spezielle Brillen, die blaues Licht blockieren, können helfen, die Exposition zu verringern. Verwenden Sie abends gedämpftes, warmes Licht, um die Blaulichtexposition zu minimieren. Halten Sie sich an die 20-20-20-Regel: Schauen Sie alle 20 Minuten mindestens 20 Sekunden lang auf etwas, das mindestens 20 Meter entfernt ist, um die Belastung der Augen zu verringern.

Darüber hinaus wird die Aktivität der Hauptuhr auch durch andere Signale als Licht beeinflusst, darunter Hormone wie Serotonin und Melatonin sowie Signale von anderen zellulären Uhren in verschiedenen Organen des Körpers. Von den folgenden Hormonen wissen wir, dass sie in regelmäßigen Schwankungen ausgeschüttet, also durch zirkadiane Rhythmen reguliert werden. Erreicht ein Hormon seinen Höchststand am Morgen oder am Nachmittag, wird es zur Vereinfachung dem Tag zugeordnet, erreicht es dagegen seinen Höchststand am Abend oder in der Nacht, gehört es zur Nacht:

- Adiponektin (Tag): Es wird hauptsächlich von Fettgewebe oder Fettzellen ausgeschüttet. Es spielt eine entscheidende Rolle bei der Regulierung des Glukosespiegels und des Fettsäureabbaus, wirkt entzündungshemmend und insulinsensibilisierend, was zur allgemeinen Stoffwechselgesundheit beiträgt und möglicherweise das Risiko von Herz-Kreislauf-Erkrankungen und Typ-2-Diabetes verringert. Sein Spiegel korreliert umgekehrt mit Fettleibigkeit, und eine Gewichtsabnahme führt zu seinem Anstieg.

- Aldosteron (Tag): Es wird hauptsächlich in den Nebennieren produziert. Es reguliert den Elektrolythaushalt, indem es insbesondere die Rückhaltung von Natrium und die Ausscheidung von Kalium in den Nieren fördert und so zur Aufrechterhaltung des Blutdrucks und des allgemeinen Flüssigkeitshaushalts im Körper beiträgt.
- Cortisol (Tag): Das als Stresshormon bekannte Cortisol wird hauptsächlich in der Nebennierenrinde gebildet. Es erhöht den Blutzucker durch Glukoneogenese (ein Stoffwechselweg, der zur Herstellung von Glukose führt), unterdrückt das Immunsystem und unterstützt den Stoffwechsel von Fett, Eiweiß und Kohlenhydraten.
- Ghrelin (Tag): Bekannt als Hungerhormon wird es vorwiegend in der Magenschleimhaut und im Dünndarm produziert. Es wirkt als Appetitanreger, signalisiert dem Gehirn Hunger und fördert die Nahrungsaufnahme, während es gleichzeitig die Energiebilanz und den Stoffwechsel beeinflusst. Es steigt vor den regulären Mahlzeiten an und sinkt nach dem Essen wieder ab.
- Glucagon (Tag): Es wird von der Bauchspeicheldrüse synthetisiert und freigesetzt. Es spielt eine Schlüsselrolle bei der Regulierung des Blutzuckerspiegels, indem es die Leber zur Freisetzung von Glukose in den Blutkreislauf anregt und so den Blutzuckerspiegel anhebt, wenn dieser zu niedrig ist, wie in Fastenzeiten oder zwischen den Mahlzeiten.

- Wachstumshormon (GH; Nacht): Es wird von der Hypophyse (Hirnanhangdrüse) an der Basis des Gehirns produziert. Es spielt eine entscheidende Rolle bei der Stimulierung des Wachstums im Kindes- und Jugendalter sowie bei der Regulierung des Stoffwechsels und der Erhaltung gesunder Gewebe und Organe während des gesamten Lebens.
- Insulin (Tag): Es wird von der Bauchspeicheldrüse hergestellt. Es regelt den Blutzuckerspiegel, indem es die Aufnahme von Glukose aus dem Blutkreislauf in die Zellen erleichtert, wo sie zur Energiegewinnung genutzt oder für den späteren Gebrauch gespeichert wird.
- Leptin (Nacht): Es wird hauptsächlich von den Fettzellen im Fettgewebe produziert. Es spielt eine entscheidende Rolle bei der Regulierung des Appetits und des Energieverbrauchs, indem es dem Gehirn signalisiert, wenn der Körper genug Fett gespeichert hat, und so dazu beiträgt, ein gesundes Körpergewicht und einen gesunden Stoffwechsel aufrechtzuerhalten.
- Melatonin (Nacht): Bekannt als Schlafhormon wird es in der Zirbeldrüse im Gehirn gebildet. Melatonin hilft nicht nur beim Einschlafen, sondern auch bei der Kontrolle des Blutdrucks im Schlaf, stärkt unser Immunsystem und schützt unseren Körper vor Schäden durch reaktionsaktive Moleküle, die sogenannten freien Radikale.
- Prolaktin (Nacht): Es wird hauptsächlich von der Hirnanhangdrüse produziert, kann aber auch von anderen Geweben wie dem Immunsystem, der Brust und dem Gehirn ausgeschüttet werden. Es ist für die Milchbildung unerlässlich und spielt eine Schlüsselrolle bei der Produktion von Muttermilch während der Schwangerschaft und nach der Geburt des Kindes.
- Serotonin (Tag): Bekannt als Glückshormon wird es mit Glücksgefühlen und Wohlbefinden in Verbindung gebracht.

Es wird hauptsächlich im Gehirn und im Verdauungssystem gebildet. Es ist an der Regulierung von Stimmung, Appetit, Schlaf und kognitiven Funktionen beteiligt. Serotonin ist ein Vorläufer von Melatonin.

- Testosteron (Tag): Es wird hauptsächlich in den Hoden von Männern und in geringeren Mengen in den Eierstöcken von Frauen produziert. Es spielt eine entscheidende Rolle bei der Regulierung von Muskelmasse, Knochendichte und Libido.
- Schilddrüsenhormone (Nacht): Sie werden von der Schilddrüse produziert, die sich im Hals auf Höhe des Kehlkopfs befindet. Die Schilddrüse setzt unter anderem Trijodthyronin (T3) und Thyroxin (T4) frei. Diese Hormone spielen eine wichtige Rolle bei der Regulierung des Gewichts, des Energieniveaus, der inneren Temperatur, der Haut, der Haare, des Nagelwachstums und des Stoffwechsels.
- Vasopressin (Nacht): Es wird hauptsächlich im Hypothalamus produziert und von der Hypophyse freigesetzt und spielt eine entscheidende Rolle bei der Regulierung des Wasserhaushalts und des Blutdrucks im Körper. Es hilft bei der Rückhaltung von Wasser, indem es die Urinproduktion während des Schlafs reduziert.

Die »Hormonuhr« auf der nächsten Seite zeigt, wann ungefähr die verschiedenen Hormone am stärksten ausgeschüttet werden. Die Synchronisierung zwischen der Hauptuhr im Gehirn und den anderen Uhren in verschiedenen Körperregionen erfolgt durch eine komplexe Kommunikation zwischen Neuronen, also Nervenzellen, und Hormonen. Die zentrale Uhr im Gehirn sendet Zeitsignale an diese peripheren Uhren in jeder Zelle, und diese Zellen senden Rückmeldungen an die zentrale Uhr, damit alle Körperprozesse koordiniert bleiben. Während die zentrale Uhr

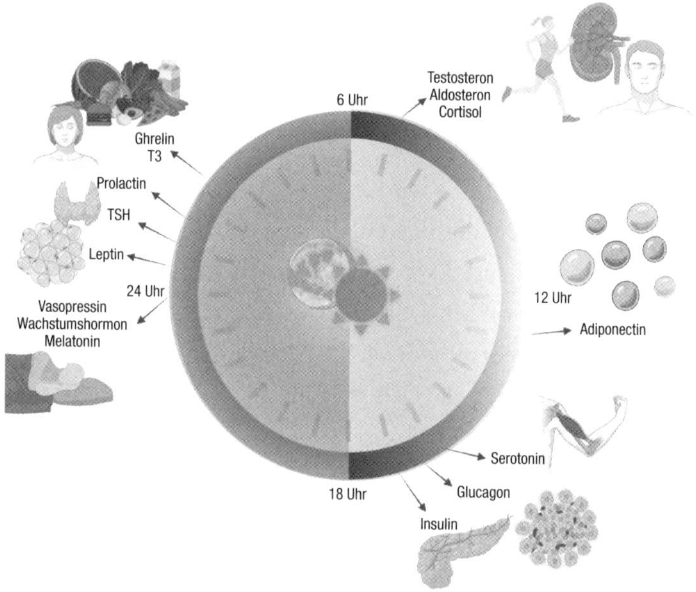

Zirkadianer Rhythmus der Hormone

den allgemeinen Rhythmus vorgibt, sorgen die peripheren Uhren dafür, dass die Organe reibungslos zusammenarbeiten können. Diese Koordination hält unseren gesamten Körper im Einklang mit dem 24-Stunden-Tag.

WAS PASSIERT, WENN UNSERE INNEREN UHREN NICHT MEHR SYNCHRON TICKEN?

Der Jetlag ist ein bekanntes Phänomen, das bei schnellen Langstreckenreisen über mehrere Zeitzonen (entweder von Ost nach West oder von West nach Ost) auftritt. Bei einer Reise von Hamburg nach New York (von Ost nach West) fühlt es sich an, als wäre es mehrere Stunden später als die Ortszeit. Umgekehrt haben wir bei einem Flug von New York nach Hamburg (von West nach Ost) das Gefühl, dass die Zeit mehrere Stunden früher wäre. Die Verschiebung von

Ost nach West wird als verzögerte Phasenverschiebung des zirkadianen Zyklus bezeichnet, während die Richtung von West nach Ost eine vorverlagerte Phasenverschiebung darstellt.

Das Problem ist, einfach formuliert, folgendes: Wenn wir beispielweise von Hamburg nach New York reisen, stellt sich unsere Hauptuhr im Gehirn relativ schnell um, aber die Uhren in anderen Organen brauchen länger, um aufzuholen und sich mit der neuen Zeit zu synchronisieren. Einige periphere Uhren befinden sich, in Bezug auf die eigene interne Zeit, vielleicht noch irgendwo über dem Atlantik, irgendwo in Europa oder sogar noch in Hamburg, was zu einer Verzögerung bei der Anpassung an die neue Zeitzone führt. Diese Verzögerung führt zu Jetlag-Symptomen wie Müdigkeit, Konzentrationsproblemen, Leistungsschwäche, Kopfschmerzen oder Schlafstörungen. Sie lassen in der Regel erst nach einem Tag pro überquerter Zeitzone nach, wovon Vielreisende, Piloten und Flugpersonal betroffen sind.

ZEITUMSTELLUNG

Ein damit zusammenhängender interessanter Aspekt, den wir alle erleben, auch wenn wir nicht reisen, ist die halbjährliche Zeitumstellung zwischen Winter- und Sommerzeit. Sie sorgt regelmäßig für kontroverse Diskussionen über die Vor- und Nachteile. Befürworter argumentieren:

1. Die Sommerzeit spart Energie, indem sie die Abhängigkeit von künstlicher Beleuchtung während des längeren Abendlichts verringert.
2. Die längere Tageslichtdauer im Sommer fördert Aktivitäten im Freien und das gesellschaftliche Leben.
3. Das Tageslicht wird an die Wachzeiten angepasst, wodurch die Produktivität gesteigert werden kann.

Diese Umstellung kann jedoch:

1. unseren zirkadianen Rhythmus stören, was zu Schlafstörungen, Müdigkeit und verminderten kognitiven Funktionen führt,
2. das Risiko von Herzinfarkten, Unfällen und Verletzungen am Arbeitsplatz aufgrund von veränderten Schlafmustern und zusätzlichem Stress erhöhen,
3. Stimmungsstörungen wie die saisonal abhängige Depression (SAD) verschlimmern,
4. das hormonelle Gleichgewicht stören, was sich auf die Stabilität der Stimmung und die Schlafqualität auswirkt.

Die Meinungen darüber, ob das System der Zeitumstellung geändert werden soll, und wenn ja, welche Zeit beibehalten werden soll, gehen auseinander: Einige plädieren für eine dauerhafte Sommerzeit, um mehr Tageslicht zu haben und Energie zu sparen, während andere die ganzjährige Standardzeit (= Winterzeit) bevorzugen, um die Gesundheitsrisiken zu minimieren. Bei der Entscheidung sollten wissenschaftliche Erkenntnisse, gesellschaftliche Präferenzen und gesundheitliche Auswirkungen abgewogen werden. Die Sommerzeit bietet zwar mögliche Vorteile, doch ihre Auswirkungen auf die Gesundheit rechtfertigen eine sorgfältige Prüfung ihrer Notwendigkeit und Wirksamkeit.

Um die Auswirkungen der Zeitumstellung auf unseren zirkadianen Rhythmus und unsere Gesundheit weiter zu diskutieren, traf ich (AR) mich mit Henrik Oster (HO) und Thomas Kantermann (TK), zwei Kollegen, die auf dem Gebiet der der zirkadianen Rhythmen forschen.

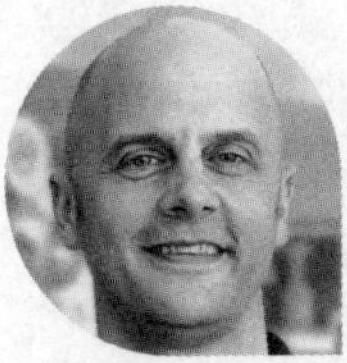

Prof. Dr. Henrik Oster (HO) ist Lichtenberg-Professor für Neurobiologie und Direktor des Instituts für Neurobiologie an der Universität zu Lübeck. Er ist auch ein international anerkannter Experte für zirkadiane Rhythmen und deren Wirkung auf Hormone und den Energiestoffwechsel. Insbesondere forscht er an dem Wechselspiel zwischen innerer Uhr und Stress.

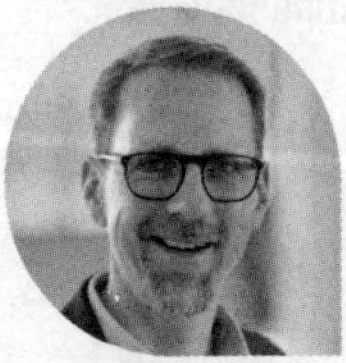

Prof. Dr. Thomas Kantermann (TK) ist Professor für Gesundheitspsychologie an der FOM Hochschule für Oekonomie & Management (Essen), Direktor des Instituts für Arbeit & Personal (iap) und Direktor der Research Academy der FOM. Er ist an der FOM sowie als selbstständiger Berater und Redner aktiv in den Bereichen Humanchronobiologie, Schlaf, Gesundheit und Leistungsfähigkeit.

AR: Welche Auswirkungen hat die Zeitumstellung auf unseren zirkadianen Rhythmus und unsere Gesundheit?

HO: Die Umstellung der Uhr zweimal im Jahr – im Frühjahr eine Stunde nach vorne, im Herbst dann wieder zurück – hat zweierlei Effekte auf das zirkadiane System. Akut kommt es nach der Zeitumstellung zu einer Art Mini-Jetlag: Unsere Körperrhythmen müssen sich an einen künstlich verschobenen Zeitplan anpassen. Meist ist dieser Vorgang nach ein paar Tagen – wie beim echten Jetlag – abgeschlossen. Aber vor allem die späten Chronotypen[11] leiden insbesondere im Frühjahr oft auch nach mehr als einer Woche unter den Folgen der Zeitumstellung. Erschwerend kommt insbesondere für diese Gruppe noch ein zweiter Effekt hinzu: Die Sommerzeit zwingt uns ja dauerhaft einen vorverschobenen Rhythmus auf, nämlich über den gesamten Sommer hinweg. Inwieweit diese Dauerstörung messbare Einflüsse auf den Gesundheitszustand hat, ist aber noch nicht abschließend geklärt.

11 Siehe Kapitel 2

AR: Was sind denn die möglichen Vor- und Nachteile der Zeitumstellung, und sollte diese überhaupt durchgeführt werden?

TK: Meiner Meinung nach gibt es keine Vorteile. Die Begriffe »Zeitumstellung« und »Sommerzeit« sind Marketing. Wir stellen nicht die Zeit um, sondern allein die Uhren, und mit Sommer hat die Uhrumstellung wenig zu tun. Wir wechseln durch die Umstellung der Uhren für sieben Monate im Jahr die Zeitzone Richtung Osten – ein simpler Trick mit jedoch messbaren Folgen: Die Uhrumstellung fordert Gesundheit, Wohlbefinden und Leistungsfähigkeit vieler Menschen heraus.

Wir werden in den folgenden Kapiteln weiter auf Chronotypen und auch auf optimale Tagesabläufe eingehen, aber um auf unser Diskussionsthema zurückzukommen: In der Tat, und basierend auf den aktuellen Studien, kann die halbjährliche Umstellung von Winter- auf Sommerzeit erhebliche Auswirkungen auf unseren Körper und unsere Gesundheit haben. Sie kann unseren zirkadianen Rhythmus stören, der verschiedene physiologische Prozesse reguliert, darunter den Schlaf-Wach-Rhythmus und die Hormonproduktion. Diese Störung kann zu Schlafproblemen, Müdigkeit, Reizbarkeit und Konzentrationsschwierigkeiten führen, da sich unser Körper an den neuen Zeitplan anpassen muss. Darüber hinaus kann die veränderte Tageslichtexposition unseren Hormonhaushalt beeinflussen, was zu Stimmungsschwankungen und Depressionen führen kann. Allerdings ist dazu zu sagen, dass in Deutschland das Tageslicht im Jahresverlauf stark schwankt, zwischen circa sieben Stunden Tageslicht im Dezember und 17 Stunden im Juni, mit oder ohne Zeitumstellung. Insgesamt ist der Nutzen einer Umstellung auf die Sommerzeit aus Sicht der Forschung zum zirkadianen Rhythmus auch durchaus fraglich.

DIE UHR TICKT IN JEDER ZELLE

Auf molekularer Ebene funktioniert unsere Körperuhr wie ein Team von winzigen Spielern in unseren Zellen, die aus speziellen Genkopien (RNA-Molekülen) und Proteinen bestehen, die ständig auf- und abgebaut werden.

Schauen wir uns kurz an, was RNA-Moleküle und Proteine sind und wie aus einem Gen ein bestimmtes Protein entstehen kann. Es gibt drei Hauptelemente, die an diesem Prozess beteiligt sind: die DNA, die wir uns als eine riesige Bibliothek voller Rezeptbücher (Gene) vorstellen können, die RNA, die wie eine Kopie eines bestimmten Rezepts aus einem dieser Bücher ist, um es in der Küche zu verwenden, und das Protein, das fertige Gericht, das wir anhand der Rezeptanweisungen zubereiten. Zusammenfassend ist die DNA der Träger der Anweisungen, die RNA ist der Bote, der die Anweisungen weiterleitet, und die Proteine sind die Endprodukte, die verschiedene Funktionen im Körper erfüllen. Für Interessierte habe ich es im Kasten etwas ausführlicher erklärt.

Die Übertragung von biologischen Sequenzinformationen

Was ist DNA? Die DNA (Desoxyribonukleinsäure) ist das Molekül, das die genetischen Anweisungen für das Leben enthält. Es ist wie ein Bauplan oder ein Rezeptbuch, das den Zellen sagt, wie sie einen Organismus aufbauen und erhalten sollen. Die DNA besteht aus zwei langen Strängen, die eine Doppelhelix bilden. Sie enthält Sequenzen, die als Gene bezeichnet werden und spezifische Anweisungen für die Herstellung von Proteinen sind.

Was ist RNA? RNA oder Ribonukleinsäure ist ein Molekül, das eine wichtige Rolle bei der Übertragung von DNA-Informationen in Proteine spielt. RNA ist eine Kopie einer bestimmten DNA-Sequenz. Je mehr RNA-Moleküle von einem bestimmten Gen hergestellt werden, desto mehr Proteine werden in der Regel auch produziert. Es gibt verschiedene Arten von RNA, aber die wichtigste, über die wir sprechen werden, ist die Boten-RNA (mRNA). Wenn eine Zelle ein Protein herstellen muss, erzeugt sie eine mRNA-Kopie des entsprechenden Gens.

Was ist ein Protein? Proteine sind typischerweise große, komplexe Moleküle, die viele wichtige Funktionen im Körper erfüllen. Sie können Enzyme sein, die chemische Reaktionen beschleunigen, Strukturkomponenten, die Zellen ihre Form geben, oder Signalmoleküle, die zwischen Zellen kommunizieren. Proteine bestehen aus kleineren Einheiten, den Aminosäuren, die in einer bestimmten Reihenfolge miteinander verbunden sind und eine Kette bilden, die sich zu dem funktionierenden Protein faltet.

Wie gelangen wir von der DNA zur RNA zum Protein? Der Übergang von der DNA zur RNA zum Protein erfolgt in zwei Hauptschritten: Transkription und Translation.

Transkription (DNA zu RNA): Der Prozess beginnt, wenn sich ein Enzym namens RNA-Polymerase an einen bestimmten Bereich der DNA bindet. Die RNA-Polymerase liest den DNA-Strang ab und erzeugt einen komplementären mRNA-Strang. Dieser mRNA-Strang ist eine Kopie der Anweisungen des Gens. Sobald der mRNA-Strang vollständig ist, löst er sich von der DNA ab.

Translation[12] (RNA zu Protein): Der mRNA-Strang wandert zu einer zellulären Struktur, dem Ribosom. Das Ribosom liest die mRNA-Sequenz, drei Basen[13] auf einmal: Jedes Basentriplett wird als Codon bezeichnet. Transfer-RNA-Moleküle (tRNA) bringen die entsprechenden Aminosäuren in der von der mRNA vorgegebenen Reihenfolge zum Ribosom. Jede

12 Im Zytosol der Zellen (dem Bereich außerhalb des Zellkerns) wird die mRNA-Sequenz in eine Aminosäuresequenz und dann in ein Protein übersetzt. Durch diesen Prozess, der als Translation bezeichnet wird, werden die Proteine hergestellt.

13 Eine Base (auch als Nukleotidbase bezeichnet) ist ein grundlegender Bestandteil der DNA und der RNA. Es gibt vier verschiedene Basen in DNA und RNA, die sich auf bestimmte Weise miteinander verbinden.

tRNA stimmt mit ihrem Anticodon mit dem entsprechenden Codon auf der mRNA überein. Die Aminosäuren werden zu einer Kette verknüpft, wodurch ein Protein entsteht. Wenn das Ribosom ein Stoppcodon erreicht, ist das Protein fertig und wird freigesetzt.

Die Wissenschaftsgeschichte rund um die genetische Analyse zur Identifizierung von Komponenten der zirkadianen Uhr beginnt mit Experimenten an Fruchtfliegen. Im Jahr 1971 gelang den US-amerikanischen Forschern Seymour Benzer und Ronald Konopka ein großer Durchbruch, als sie Mutanten von Fruchtfliegen (*Drosophila melanogaster*) mit gestörten 24-Stunden-Aktivitätszyklen fanden. Hier eine Erklärung, wie sie ihre Experimente durchführten. Benzer und Konopka verwendeten chemische Mutagene, um zufällige Mutationen im Erbgut von Fruchtfliegen auszulösen. In der Regel wurde eine Chemikalie wie Ethylmethansulfonat (EMS) verwendet, die zufällige Veränderungen in der DNA-Sequenz verursacht. Nachdem sie die Fliegen dem Mutagen ausgesetzt hatten, züchteten sie sie und beobachteten die Nachkommen mit Blick auf Verhaltensänderungen. Dabei konzentrierten sich die Wissenschaftler besonders auf ihre Aktivitätszyklen. Sie suchten nach Fliegen, die Abweichungen vom normalen 24-Stunden-Aktivitäts-Ruhe-Zyklus aufwiesen. Sie entdeckten drei Arten von Mutanten mit unterschiedlichen Störungen des zirkadianen Rhythmus:

Kurzperioden-Mutanten: Diese Fliegen hatten eine kürzere zirkadiane Periode als normal, etwa 19 Stunden.

Langperioden-Mutanten: Diese Fliegen wiesen eine längere als die normale zirkadiane Periode auf, etwa 28 Stunden.

Arrhythmische Mutanten: Diese Fliegen wiesen keinen erkennbaren zirkadianen Rhythmus auf, sondern zeigten zufällige Muster von Aktivität und Ruhe.

Sie stellten fest, dass die Mutationen ein einziges Gen betrafen, das später *Period* (Per) genannt wurde. Dieses Gen spielte eine entscheidende Rolle bei der Steuerung des zirkadianen Rhythmus der Fliegen. Die verschiedenen Mutationen im *Per*-Gen führten zu unterschiedlichen Veränderungen in der Periode des zirkadianen Rhythmus. Die Entdeckung, dass eine einzige Genmutation den zirkadianen Rhythmus verändern kann, lieferte den ersten klaren Beweis für eine genetische Grundlage für zirkadiane Rhythmen.

Diese Arbeit legte den Grundstein für die Identifizierung und Untersuchung anderer Gene und Proteine der zirkadianen Uhr, nicht nur in Fruchtfliegen, sondern auch in anderen Organismen, einschließlich des Menschen. Sie verdeutlichte das Konzept, dass die zirkadiane Uhr von einer Reihe von Genen und deren Interaktionen gesteuert wird, was zum Verständnis von Rückkopplungsschleifen und anderen Regulierungsmechanismen führte, die an zirkadianen Rhythmen beteiligt sind.

Die Arbeit von Benzer und Konopka war bahnbrechend und ausschlaggebend für das Gebiet der Chronobiologie und trug letztlich zu einem tieferen Verständnis der Funktionsweise biologischer Uhren und ihrer genetischen Steuerung bei.

In den 1980er-Jahren untersuchten die Wissenschaftler Jeffrey C. Hall, Michael Rosbash und Michael W. Young das Gen *Period* weiter, doch was sie über dieses Gen herausfanden, reichte nicht aus, um den Mechanismus[14] der Funktion[15] der Körperuhr zu er-

14 Mechanismus bezieht sich darauf, wie der biologische Prozess auf einer detaillierten, oft molekularen oder zellulären Ebene funktioniert. Dazu gehört das Verständnis der spezifischen Schritte, Wechselwirkungen und Komponenten, die an der Durchführung des Prozesses beteiligt sind.

15 Funktion bezieht sich darauf, was der biologische Prozess bewirkt oder welche Rolle er im Körper spielt. Sie konzentriert sich auf das Ergebnis oder den Zweck des Prozesses im größeren Kontext der Physiologie und Gesundheit des Organismus.

Die Transkriptions-Translations-Rückkopplungsschleife

Eine Transkriptions-Translations-Rückkopplungsschleife (TTFL) ist wie ein Uhrwerk in unseren Zellen, das den Takt hält. So funktioniert es:

Herstellung von Proteinen (Transkription und Translation): Unsere Zellen haben Gene, die wie Rezepte funktionieren. Diese Gene werden zur Herstellung von Proteinen verwendet, den kleinen Arbeitern in unseren Zellen. Die Herstellung dieser Proteine erfolgt in zwei Hauptschritten: Transkription (Kopieren der Anweisungen des Gens) und Translation (Verwendung dieser Anweisungen zur Herstellung des Proteins).

Proteine und Zeitplan: Einige dieser Proteine können zur DNA zurückgehen und das Gen ausschalten, das sie gebildet hat, um ihre eigene Produktion zu stoppen. Nach einer Weile werden diese Proteine abgebaut, und das Gen wird wieder eingeschaltet, um weitere zu produzieren. So entsteht ein Kreislauf.

Den Rhythmus beibehalten: Dieser Zyklus, bei dem Proteine hergestellt, ihre eigene Produktion gestoppt und dann wieder gestartet wird, dauert etwa 24 Stunden. Auf diese Weise behalten die Zellen die Zeit im Auge, ähnlich wie die Zahnräder in einem Uhrwerk zusammenarbeiten, um die Zeit anzuzeigen.

klären. Es fehlten wichtige Teile im Puzzle, die es den Wissenschaftlern ermöglichten zu verstehen, wie es überhaupt möglich ist, dass ein 24-Stunden-Rhythmus entsteht.

Mit der Zeit entdeckten sie andere Gene, die mit *Period* zusammenarbeiten, und entwickelten die Idee einer sogenannten Transkriptions-Translations-Rückkopplungsschleife (siehe Kasten oben). Dieser Kreislauf aus Proteinproduktion und -regulierung trägt dazu bei, die innere Uhr unseres Körpers aufrechtzuerhalten und sicherzustellen, dass verschiedene Funktionen wie Schlaf, Stoffwechsel und Hormonausschüttung mit dem 24-Stunden-Tag synchron bleiben.

Dieses Konzept war bahnbrechend für das Verständnis der Funktionsweise unserer zirkadianen Rhythmen auf molekularer Ebene und war der Grund für die Verleihung des Nobelpreises für Physiologie oder Medizin 2017 an Jeffrey C. Hall, Michael Rosbash und Michael W. Young. Ich hatte das Vergnügen mit Michael W. Young, einige der Themen zu besprechen, die ich in diesem Buch vorstelle.

Beginnend mit den ersten Experimenten an Fruchtfliegen im Jahr 1971 dauerte es fast zwei Jahrzehnte der Forschung, bis das erste an der Säugetieruhr beteiligte Gen identifiziert wurde. Zwischen 1984 und 1990 entdeckten Wissenschaftler durch Transplantationsexperimente an Mäusen den Hauptregulator der Körperuhr im Gehirn. Dies führte zu Verhaltensstudien bei Säugetieren, die in den 1990er-Jahren zur Identifizierung von *Clock* führten, dem ersten Säugetier-Uhr-Gen.

Ähnliche genetische Ansätze wie bei den Fruchtfliegen wurden bei Mäusen durchgeführt, was zur Entdeckung des Gens *Clock* führte. Mutationen in diesem Gen führten bei Mäusen zu veränderten zirkadianen Rhythmen, einschließlich verlängerter oder gestörter Aktivitätszyklen. Anhand der Sequenzinformationen des *Clock*-Gens der Maus suchten die Forscher nach gleichartigen Genen im menschlichen Genom und fanden das menschliche *CLOCK*-Gen. Beobachtungsstudien brachten Variationen des *CLOCK*-Gens mit Unterschieden im Schlafverhalten, Stimmungsstörungen und anderen zirkadianen Störungen beim Menschen in Verbindung. Die Identifizierung des *CLOCK*-Gens beim Menschen hat einen Einblick in die genetischen Grundlagen von Störungen des zirkadianen Rhythmus gegeben und hat Auswirkungen auf deren Behandlungen. Die Forschungsergebnisse haben weitreichenden Einfluss auf unser Verständnis, wie zirkadiane Rhythmen auf die allgemeine Gesundheit wirken, einschließlich des Stoffwechsels, der psychischen Gesundheit und der Anfälligkeit für Krankheiten.

Hauptgene des Netzwerks der zirkadianen Uhr

Diese Hauptgene werden auch als Kerngene der zirkadianen Uhr bezeichnet:

CLOCK (Circadian Locomotor Output Cycles Kaput)-Gene: Das von *CLOCK*-Genen codierte Protein ist ein Transkriptionsfaktor, der eine zentrale Rolle bei der Regulierung der zirkadianen Rhythmen spielt. Er bildet einen Komplex mit einem anderen Protein, BMAL1. Dieser Komplex bindet an bestimmte Sequenzen in den Promotoren[16] verschiedener Gene und leitet deren Transkription ein.

BMAL1 (Brain and Muscle ARNT-Like 1)-Gene (*BMAL1* oder *ARNTL1*): *BMAL1* ist eine Kernkomponente der zirkadianen Uhr. BMAL-Protein bildet einen Komplex mit CLOCK (BMAL1/CLOCK), der dann die Transkription von Zielgenen, einschließlich *PER* und *CRY*, aktiviert.

PER (Period)-Gene (*PER1, PER2, PER3*): Die PER-Proteine sind an der negativen Rückkopplungsschleife der zirkadianen Uhr beteiligt. Sie reichern sich im Zytoplasma an und wandern, wenn sie eine kritische Konzentration erreicht haben, in den Zellkern. Dort unterdrücken sie die Aktivität des BMAL1/CLOCK-Komplexes und hemmen so ihre eigene Transkription.

CRY (Cryptochrom)-Gene (*CRY1, CRY2*): CRY-Proteine hemmen zusammen

16 Der Promotorbereich eines Gens ist eine spezifische DNA-Sequenz, die sich in der Nähe des Genanfangs befindet. Sie spielt eine entscheidende Rolle bei der Regulierung der Genexpression, indem sie als Bindungsstelle für die RNA-Polymerase und verschiedene Regulierungsproteine dient.

mit PER-Proteinen den BMAL1/CLOCK-Komplex. Diese Hemmung ist entscheidend für die Aufrechterhaltung des zirkadianen Rhythmus und liefert eine Rückkopplung, die die Transkription verschiedener zirkadianer Gene moduliert.

REV-ERB (Nuclear Receptor Subfamily 1 Group D)-Gene (*REV-ERBα/β* oder *NR1D1/NR1D2*): REV-ERB-Proteine sind nukleare Rezeptoren, die eine Rolle bei der Regulierung der *BMAL1*-Transkription spielen. Sie unterdrücken die Expression von *BMAL1* und stellen damit eine zusätzliche Ebene der Rückkopplungskontrolle in der zirkadianen Uhr dar.

ROR (Retinoic Acid-Related Orphan Receptor)-Gene (*RORα, RORβ, RORγ*): ROR-Proteine wirken als positive Regulatoren der *BMAL1*-Transkription. Sie konkurrieren mit REV-ERB-Proteinen um die Bindung an ROR-Response-Elemente (ROREs) im *BMAL1*-Promotor und beeinflussen so die Amplitude und Stabilität der zirkadianen Uhr.

Wir haben inzwischen ein ziemlich detailliertes Verständnis davon, wie die menschliche Körperuhr funktioniert. Wir können uns die molekularen Komponenten des zirkadianen Uhrennetzes wie die Zahnräder einer mechanischen Uhr vorstellen (siehe Kasten oben).

Zwei Schlüsselproteine, CLOCK und BMAL1, arbeiten zusammen, um den 24-Stunden-Rhythmus zu erzeugen. Sie setzen den Prozess in Gang, indem sie an bestimmte Gene binden. Das aktiviert die Produktion anderer Proteine, einschließlich PER und CRY. Jetzt wird es interessant: Wenn sich PER- und CRY-Proteine ansammeln, beginnen sie, die Aktivität von CLOCK und BMAL1 zu bremsen. Wenn die PER- und CRY-Konzentrationen hoch genug sind, hemmen sie CLOCK und BMAL1 effektiv, indem sie deren Aktivität reduzieren und somit die Produktion von PER und CRY verringern. Sobald die PER- und CRY-Spiegel sinken, können CLOCK und BMAL1 ihre Arbeit wieder aufnehmen – und der Zyklus wiederholt sich. Mit diesem Prozess erzeugt jede Zelle in unserem Körper ihren 24-Stunden-Rhythmus. So entsteht ein selbstregulierendes System, das als negative Rückkopplungsschleife bezeichnet wird. Dieses komplexe molekulare Netzwerk sorgt dafür, dass die zirkadiane Uhr im Takt des Tag-Nacht-Zyklus der Erde tickt und dass die Körperfunktionen – vom Schlaf-Wach-Rhythmus über die Hormonausschüttung bis hin zur Immunaktivität und zum Stoffwechsel – im Einklang mit dem natürlichen Rhythmus der uns umgebenden Welt stehen. Von molekularen Prozessen bis hin zu Physiologie (also körperlichen Funktionen) und Verhalten folgen wir dank unserer zirkadianen Uhr einem 24-Stunden-Rhythmus.

Die Grafik auf der nächsten Seite veranschaulicht das: Unsere vielen Uhren sind unter normalen Bedingungen miteinander und mit der Außenwelt in Einklang verbunden, vor allem durch das Licht (oben links). Der zirkadiane Rhythmus wird durch das Zusammenspiel von Genen und Proteinen gesteuert. Dazu gehören die zentralen Uhrgene *PER, CRY, REV-ERB, BMAL1, CLOCK* und *ROR* (Mitte rechts). Die Expression der Uhrgene folgt einem 24-Stunden-Rhythmus. Wenn wir die Variation von drei Elementen dieses Netzwerks beschreiben (unten), dann haben wir einen allmählichen Anstieg des Proteins BMAL mit der Zeit (obere Kurve des Diagramms), etwas später wird auch das Gen *PER* aktiviert und seine Expression steigt (mittlere Kurve im Diagramm), was dann zu einem Anstieg der Expression des Proteins PER führt (untere Kurve im Diagramm). Da das PER-Protein eine hemmende Wirkung auf BMAL hat, nimmt die Menge des aktiven BMAL-Proteins ab, und das führt zu einer Abnahme der beiden anderen Elemente. Diese Wechsel von Aktivierungen und Hemmungen führen zu den 24-Stunden-Rhythmen.

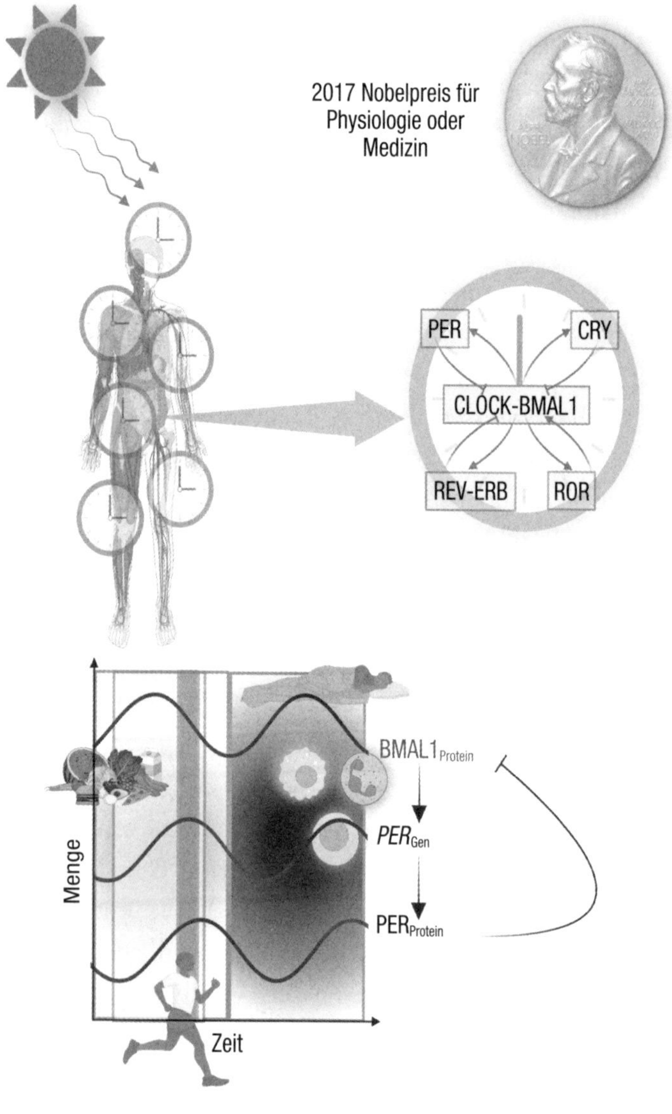

Molekulare Grundlagen des zirkadianen Rhythmus

Dieser Mechanismus ist vergleichbar mit der Funktionsweise eines Thermostats. Bei einem Thermostat beeinflusst die Temperatur, ob das Heizsystem ein- oder ausgeschaltet wird, wodurch die Raumtemperatur genau geregelt wird. Auf vergleichbare Weise, ebenfalls über eine Rückkopplungsschleife, erhält die zirkadiane Uhr einen präzisen 24-Stunden-Zyklus aufrecht und reguliert verschiedene Funktionen in unserem Körper. Diese Schleife wiederholt sich etwa alle 24 Stunden und erzeugt die Zeit in jeder unserer Zellen. Das ist unsere zirkadiane Uhr, unser erstaunlicher Taktgeber!

Heute wissen wir dank umfassender Forschung auf molekularer Ebene, dass zirkadiane Rhythmen nicht nur den Schlaf-Wach-Rhythmus regulieren. Sie beeinflussen auch mehrere zelluläre Prozesse, darunter die DNA-Reparatur, den Stoffwechsel und die Zellteilung. Das Verständnis der zirkadianen Rhythmen geht also weit über das Wissen um die beste Schlafenszeit hinaus: Es geht darum, die tiefgreifenden Auswirkungen dieser Rhythmen auf unsere allgemeine Gesundheit zu verstehen. Störungen des zirkadianen Rhythmus, sei es durch Schichtarbeit, unregelmäßige Schlafgewohnheiten oder Lebensstilentscheidungen, können zu verschiedenen Gesundheitsproblemen beitragen. Bei der Erforschung des faszinierenden Gebiets der zirkadianen Biologie gewinnen wir Erkenntnisse, die nicht nur unser Selbstverständnis verbessern, sondern auch den Weg für ein optimales Wohlbefinden im Einklang mit unserer inneren Uhr ermöglichen.

WAS IST SEIT DEM NOBELPREIS PASSIERT?

Seit der Verleihung des Nobelpreises für Physiologie oder Medizin für die Entdeckung der molekularen Mechanismen zur Steuerung des zirkadianen Rhythmus im Jahr 2017 wurden in der zirkadianen Biologie und Medizin weitere bedeutende Fortschritte erzielt. Forscher haben das Verständnis des molekularen Uhrwerks vertieft, das den internen zirkadianen Rhythmus unseres Körpers steuert und verschiedene physiologische Prozesse beeinflusst.

Mehrere Studien haben die Rolle der zirkadianen Rhythmen bei Gesundheit und Krankheit untersucht und Zusammenhänge zwischen Störungen der zirkadianen Rhythmen und Krankheiten wie Herz-Kreislauf-Erkrankungen, Stoffwechselstörungen und Krebs aufgeklärt. Die Forschung im Bereich der Chronotherapie, die sich mit der optimalen zeitlichen Abstimmung medizinischer Behandlungen auf die innere Uhr des Körpers befasst, hat einen starken Impuls erhalten. Dadurch konnten Behandlungsergebnisse verbessert und die Nebenwirkungen minimiert werden, wie zum Beispiel bei der Behandlung von Krebs (siehe Interview mit Francis Lévi, Seite 57).

Technologische Fortschritte wie Gentests, tragbare Geräte (Smartwatches und Fitnesstracker) und intelligente Beleuchtung (Beleuchtungssysteme, die Farbe und Intensität automatisch ändern können) werden uns ermöglichen, den zirkadianen Rhythmus im täglichen Leben zu beobachten und zu regulieren. Erkenntnisse über die Auswirkungen von Lebensstilfaktoren wie Schlaf und Ernährung auf die zirkadiane Gesundheit sind in den Vordergrund gerückt und unterstreichen die Bedeutung eines ganzheitlichen Ansatzes für das Wohlbefinden.

Die zunehmenden wissenschaftlichen Erkenntnisse im Bereich der zirkadianen Rhythmen führen zur Entwicklung gezielter Therapien und Maßnahmen, die auf das individuelle zirkadiane Profil zugeschnitten sind. Sie können die Gesundheitsversorgung revolutionieren und die allgemeine Gesundheit und Widerstandsfähigkeit verbessern. Die Ära nach der Nobelpreisverleihung ist eine Zeit des Umbruchs, in der die Wissenschaft weiterhin ihren komplexen Einfluss auf die menschliche Gesundheit entschlüsselt und neue Wege für medizinische Fortschritte eröffnet.

Ich (AR) habe über die Relevanz und die Möglichkeiten der Einbindung dieser Erkenntnisse in die tägliche medizinische Praxis nachgedacht und ein Gespräch mit dem Nobelpreisträger Michael W. Young (MWY) und Sofia Axelrod (SA) geführt.

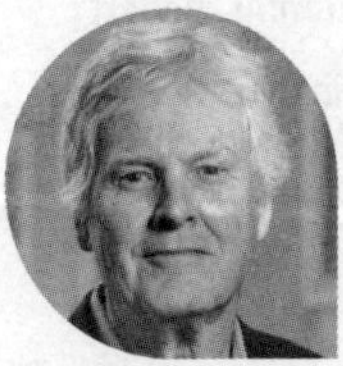

Prof. Dr. Michael W. Young (MWY) ist Professor an der Rockefeller University in New York, USA. Seine Forschung befasst sich mit der genetischen Regulierung der biologischen Uhren, die verschiedene Aktivitäten in lebenden Organismen steuern. Für seine bahnbrechenden Forschungen über zirkadiane Rhythmen erhielt er 2017 den Nobelpreis für Physiologie oder Medizin.

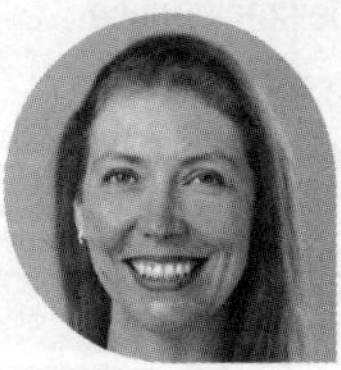

Dr. Sofia Axelrod (SA) ist wissenschaftliche Mitarbeiterin im Labor von Michael W. Young an der Rockefeller University, New York, USA. Sie ist Chronobiologin und Mitbegründerin von Circadian OS, einem Unternehmen, das sich der Erforschung der Anwendung von zirkadianen Rhythmen auf die Gesundheit widmet.

AR: Wie bedeutend können die Anwendungen der Chronobiologie bei der Diagnose und Behandlung von Krankheiten sein, um die personalisierte Medizin zu revolutionieren?

MWY: Ich erinnere mich an meine Studienzeit, als die Krankenstation eher einem Gefängnis glich, mit störenden Routinen, die den Schlaf missachteten. Man wurde zu jeder Tages- und Nachtzeit geweckt, wenn man schlief. Wen kümmerte das? Das Licht war die ganze Zeit an. Medikamente werden nach Belieben der Mediziner verabreicht. Es gibt reichlich Gelegenheit für Verbesserungen, aber das ist keine neue Herausforderung in der Biologie. In den 1940er-Jahren hätte dir kein Krankenhausdirektor 10 Cent für Wissen über die Struktur der DNA gegeben, aber heute ist es in medizinischen Zentren unverzichtbar. Die Optimierung der Patientenversorgung erfordert Zeit und Beweise. Bis zu einem gewissen Grad kommt die Aufmerksamkeit, wenn die Beweise kommen. Einige Forscher wie du sind daran interessiert, diese quantitativen Informationen zu sammeln. Es kann kostspielig sein, ein Krankenhaus zu leiten, um Praktiken einzuführen, die die Patientenergebnisse optimieren. Auch wenn es irgendwann zu einer Veränderung kommt, bedarf es oft zwingender Beweise, um Maßnahmen zu ergreifen, selbst wenn die derzeitigen Systeme nicht optimal funktionieren.

SA: Die Nutzung zirkadianer Rhythmen hat das Potenzial, das Gesundheitswesen zu revolutionieren. Molekulare Uhren in unseren Zellen regulieren die optimale Funktion auf verschiedenen Ebenen und Störungen werden mit Krankheiten wie Diabetes, neuropsychiatrischen Störungen, neurodegenerativen Erkrankungen (wie Alzheimer und Parkinson) und Krebs in Verbindung gebracht. Die Beeinflussung der Uhr durch Lichteinwirkung ist beispielsweise ein vielversprechender Ansatz zur Behandlung chronischer Krankheiten, während die Abstimmung der Medikamentenverabreichung auf den zirkadianen Rhythmus die Wirksamkeit der Behandlung und die Ergebnisse für die Patienten erheblich verbessern könnte.

AR: Welche sind die wichtigsten Hürden, die wir überwinden müssen, um unser Verständnis der zirkadianen Rhythmen wirksam in die medizinische Praxis zu integrieren und das Bewusstsein bei politischen Entscheidungsträgern, Ärzten und der Gesellschaft als Ganzes zu schärfen?

MWY: Sie brauchen Beweise, um überzeugt zu werden, was verständlich ist. Allerdings sind die komplexen Beweise, die wir erfassen, für sie vielleicht nicht so klar. Um Ärzte, politische Entscheidungsträger und die medizinische Gemeinschaft zu überzeugen, sind umfassende klinische Daten unerlässlich. Die Methoden der Datenerhebung sollten jedoch so angepasst werden, dass sie auch für die Erforschung des zirkadianen Systems beim Menschen relevante Informationen enthalten. In klinischen Studien können einigen Teilnehmern Smartwatches zur Verfügung gestellt werden, doch die Verwendung von Weckern zum Aufstehen ermöglicht es nicht, natürliche Präferenzen und Rhythmen genau zu erfassen. Es ist von entscheidender Bedeutung nachzuweisen, dass bestimmte Ergebnisse mit bestimmten Wegen korrelieren, bevor sie weiterverfolgt werden können – ein Grundsatz, der universell gilt, von medizinischen Praktiken bis zu politischen Debatten. Schau nur an, wie schwierig es ist, Menschen dazu zu bringen, sich für das Klima zu interessieren! In der Tat kann man viele Daten anführen, aber man kann nicht beweisen, dass die Argumente auf die Daten zurückzuführen sind, die man vorbringt. Es handelt sich also um ein schwieriges Problem, aber es wurden dennoch einige Fortschritte erzielt. Die Hoffnung ist, dass die Aufmerksamkeit auf das Thema gelenkt wird, bevor alle Details vollständig verstanden und bestätigt sind.

SA: Wir müssen herausfinden, wie die Chronobiologie angewendet werden kann, um das Leben der Menschen zu verbessern und ihnen ein gesünderes und längeres Leben zu ermöglichen. Die Verbesserung des Schlafs ist wichtig, aber unsere Körperuhren sind so viel mächtiger als das und können, wenn sie berücksichtigt werden, die Behandlung von Krankheiten wie Krebs und Alzheimer optimieren. Die harte Arbeit der Entwicklung der diagnostischen und therapeutischen Werkzeuge – zusammen mit Klinikern und anderen Interessengruppen –, um die Gesundheitsversorgung zu verändern, muss getan werden, um diese Ideen von der Vision zur Realität zu machen.

DIE VERSCHIEDENEN UHREN IM LAUFE UNSERES LEBENS

Steht unsere biologische Uhr vom Tag der Geburt an fest? Bleibt sie ein Leben lang konstant? Das sind spannende Fragen und ausnahmsweise leicht zu beantworten: Vielleicht erinnern wir uns dann daran, wie schwierig es für frischgebackene Eltern ist, den eigenen Schlafbedarf in den ersten Lebensmonaten oder sogar -jahren ihrer Kleinen zu decken. Wenn wir Teenager im Haushalt haben, uns an diese Zeit zurückerinnern oder selbst einer sind, fällt uns auf, dass sie Schwierigkeiten zu haben scheinen, zu »normalen Zeiten« ins Bett zu gehen, und dass es ihnen meist schwerfällt, morgens aufzustehen und zur Schule zu gehen.

Der zirkadiane Rhythmus entwickelt sich im Laufe des Lebens und prägt unseren Schlaf-Wach-Rhythmus und unseren Tagesablauf. Die zirkadiane Uhr des Fötus ist bis zur Geburt mit den Rhythmen der Mutter synchronisiert. Beim Neugeborenen geht diese Synchronität verloren und stellt sich erst nach drei bis fünf Monaten wieder ein. Im Säuglingsalter zeigen Babys einen unregelmäßigen Schlaf, der sich allmählich festigt, während ihre Uhr mit der Außenwelt synchron wird.

Was ist der zirkadiane Phänotyp?

Der zirkadiane Phänotyp umfasst die beobachtbaren Eigenschaften und Merkmale, die mit den zirkadianen Rhythmen einer Person zusammenhängen und von genetischen Faktoren, Umweltfaktoren und dem Lebensstil beeinflusst werden.

Im Laufe des Wachstums von Kleinkindern stabilisieren sich deren zirkadiane Rhythmen, die mit externen Signalen synchronisiert werden, wobei das Tageslicht am wichtigsten ist, aber auch Essenszeiten oder andere tägliche Aktivitäten wie Sport tragen zur Synchronisierung der zirkadianen Rhythmen mit der Außenwelt bei. Kinder haben einen frühen zirkadianen Phänotyp, aber mit Beginn der Pubertät verschieben sich ihre zirkadianen Rhythmen, sodass Teenager (13 bis 19 Jahre) zu späteren Schlafenszeiten neigen. Während die »Abendstimmung« in der Regel in den späten Teenagerjahren oder im jungen Erwachsenenalter (20 bis 39 Jahre) ihren Höhepunkt erreicht, verschieben sich die zirkadianen Rhythmen mit zunehmendem Alter wieder in eine frühere Phase, was meistens zum Phänotyp der »Morgenstimmung« führt, der häufig bei gesunden Erwachsenen beobachtet wird. Bei Erwachsenen mittleren Alters (40 bis 59 Jahre) bleiben die zirkadianen Rhythmen relativ stabil, doch mit zunehmendem Alter treten Veränderungen ein. Das Funktionieren und die Robustheit der zirkadianen Rhythmen verändern sich. Ältere Erwachsene (über 60 Jahre) haben oft eine frühere Schlafphase, was zu frühen Schlaf- und Aufwachzeiten führt. Außerdem nimmt die Amplitude (siehe Kasten Seite 75) der zirkadianen Rhythmen tendenziell ab, was sich auf die Schlafqualität auswirkt. Das erklärt sich teilweise durch eine geringere Empfindlichkeit gegenüber Lichteinwirkung im Alter. Die verminderte Reaktion auf Lichtreize kann zu einer Fehlanpassung der zirkadianen Rhythmen an die Tag-Nacht-Zyklen der Umwelt führen und zu Störungen des zirkadianen Rhythmus beitragen, wie beispielsweise schlechtem Schlaf, der bei dieser Altersgruppe häufig zu beobachten ist. Mit zunehmendem Alter wird es immer wichtiger für die Aufrechterhaltung der zirkadianen Gesundheit, dass wir lange genug natürlichem Licht ausgesetzt sind. Wir werden ab Seite 108 genauer darauf eingehen.

UNTERSCHIEDE ZWISCHEN DEN GESCHLECHTERN

Auch das Geschlecht spielt eine Rolle bei den beobachteten Unterschieden in den zirkadianen Phänotypen. Geschlechtsspezifische Unterschiede zwischen Mann und Frau (zu verstehen als Unterschiede zwischen den biologischen Geschlechtern) bei den zirkadianen Rhythmen haben erhebliche Auswirkungen auf die Gesundheit. Auch wenn jeder von uns natürlich einzigartig ist, gibt es doch bestimmte Merkmale, die den meisten von uns ziemlich ähnlich sind, insbesondere wenn wir Personen desselben biologischen Geschlechts analysieren.

Forschungsergebnisse zeigen, dass Männer und Frauen oft unterschiedliche zirkadiane Rhythmen haben, die sich auf Schlafmuster, Hormonspiegel und die gesamte Physiologie auswirken. So haben Frauen in der Regel kürzere zirkadiane Zyklen, was dazu führt, dass sie abends früher müde werden und morgens früher aufwachen als Männer. Studien deuten darauf hin, dass Frauen im Durchschnitt etwa 20 Minuten mehr Schlaf pro Tag benötigen als Männer. Dies ist vermutlich auf Unterschiede in der Gehirnaktivität und die größere Neigung zum Multitasking zurückzuführen, denn das kann den Bedarf an erholsamem Schlaf erhöhen.

Diese Unterschiede können gesundheitliche Folgen haben. Frauen leiden häufiger an Schlafstörungen wie Schlaflosigkeit, während Männer eher zu Problemen wie Schlafapnoe (Atemstillstand im Schlaf) neigen. Außerdem kann der Zeitpunkt, zu dem Medikamente wirken, zwischen den Geschlechtern variieren, was die Behandlung von zahlreichen Krankheiten beeinflusst. Der Mangel an klinischen Studien mit weiblichen Teilnehmern ist seit Langem eine große Lücke in der medizinischen Forschung. Bis in die 1990er-Jahre wurden Frauen bei klinischen Studien häufig aufgrund von Bedenken hinsichtlich hormoneller Schwankungen und möglicher Schwangerschaften ausgeschlossen, was zu einem männerlastigen Verständnis von Gesundheit und Krankheit führte. Es ist jedoch von entscheidender Bedeutung, Frauen in klinische Studien einzubeziehen, da Männer und Frauen aufgrund von Unterschieden in der Physiologie, der Genetik, den Hormonzyklen und auch den zirkadianen Rhythmen manchmal anders auf Behandlungen reagieren. Eine bedeutende

Veränderung trat 1993 mit dem »Revitalization Act« der National Institutes of Health (NIH) ein, die zum US-Gesundheitsministerium gehören. Dieses Gesetz schrieb die Einbeziehung von Frauen und Minderheiten in die von den NIH finanzierte klinische Forschung vor. Dies war ein wichtiger Schritt hin zu einer integrativeren und repräsentativeren medizinischen Forschung. Durch die Einbeziehung von Frauen in die Forschung wird sichergestellt, dass medizinische Behandlungen und Eingriffe für alle sicher und wirksam sind. Das führt zu besseren Behandlungsergebnissen und einer individuelleren Gesundheitsversorgung für alle Geschlechter. Später werden wir auf dieses Thema zurückkommen, und zwar in einem gesonderten Kapitel, das den zirkadianen Rhythmen und der Gesundheit der Frauen gewidmet ist (siehe Seite 176). Die Charakterisierung und das Verständnis individueller Unterschiede im zirkadianen Rhythmus kann zu personalisierteren Ansätzen in der Gesundheitsversorgung führen und deren Ergebnisse verbessern, indem Behandlungen und Empfehlungen für den Lebensstil besser auf das zirkadiane Profil des Einzelnen abgestimmt werden.

VOM IDEALEN ZEITPUNKT UND RICHTIGEN RHYTHMUS: INNERE UHR UND GESUNDHEIT

Unsere zirkadiane Uhr spielt eine zentrale Rolle bei der Regulierung verschiedener physiologischer Prozesse und hat einen großen Einfluss auf unsere allgemeine Gesundheit und die Genesung von Krankheiten. Der zirkadiane Rhythmus steuert die Ausschüttung von Hormonen wie Cortisol und Melatonin und reguliert Prozesse wie Schlaf-Wach-Rhythmus, Stoffwechsel und Immunfunktion. Störungen dieses Rhythmus, die auch durch unregelmäßige Schlafgewohnheiten oder Schichtarbeit verursacht werden, können unter anderem unser Immunsystem beeinträchtigen und uns anfälliger für Krankheiten machen.

Während einer Krankheit steuert die zirkadiane Uhr weiterhin die Reaktionen des Körpers. Das Immunsystem weist zirkadiane Schwankungen auf, denn bestimmte Immunfunktionen erreichen zu bestimmten Tageszeiten ihren Höhepunkt. Eine korrekte Anpassung an die zirkadianen Rhythmen erhöht die Wirksamkeit der Immunreaktionen und ermöglicht eine schnellere Genesung.

Aktuelle Forschungsergebnisse deuten darauf hin, dass die Wirksamkeit von Impfungen durch den zirkadianen Rhythmus beeinflusst werden kann, wobei die Tageszeit möglicherweise die Immunantwort beeinflusst. Studien haben gezeigt, dass die Verabreichung von Impfstoffen am Morgen im Vergleich zur Impfung am Nachmittag oder Abend ihre Wirksamkeit erhöhen kann. So wurde beispielsweise festgestellt, dass Hepatitis-A-Impfstoffe, der BCG-Impfstoff (Bacillus Calmette-Guérin), der vor Tuberkulose schützt, Influenza- und SARS-CoV-2-Impfstoffe eine stärkere Antikörperreaktion hervorrufen, wenn sie früher am Tag verabreicht werden. Diese verbesserte Immunreaktion scheint eine stärkere Antikörperreaktion, eine verstärkte Kurzzeitimmunität mit höherer Zytokinproduktion[17] und eine verstärkte Langzeitimmunität mit erhöhter Häufigkeit von Gedächtnis-B-Zellen zur Folge zu haben. Es wird angenommen, dass diese

17 Zytokine sind kleine Proteine, die eine entscheidende Rolle bei der Zellsignalisierung und Kommunikation innerhalb des Immunsystems spielen. Sie werden von verschiedenen Zellen, einschließlich Immunzellen, produziert und sind an der Regulierung von Entzündungen, Immunreaktionen sowie Zellwachstum und -differenzierung beteiligt. Sie ermöglichen es unserem Immunsystem, sich zu verteidigen, wenn Keime oder andere Substanzen, die uns krank machen können, in unseren Körper eindringen. Zu viele Zytokine können auch zu übermäßigen Entzündungen und Zuständen wie Autoimmunkrankheiten führen.

verstärkte Immunantwort auf die natürliche zirkadiane Regulierung der Immunfunktion durch den Körper zurückzuführen ist, die morgens aktiver ist. Daher können Impfungen, die am Morgen durchgeführt werden, ihre Wirksamkeit optimieren und den Gesamtschutz verbessern. Auch hier gilt es zu bedenken, dass die zirkadiane Medizin noch in den Anfangsstadien ihrer Entwicklung ist und weitere Studien erforderlich sind, um diese Ergebnisse zu bestätigen und schließlich zu einer klinischen Routineanwendung zu führen.

Außerdem beeinflusst die zirkadiane Uhr, zu welcher Zeit Medikamente wirken, und das macht die Chronotherapie zu einem vielversprechenden Ansatz: Die Abstimmung medizinischer Maßnahmen auf die innere Uhr des Körpers kann die Behandlungsergebnisse optimieren und gleichzeitig die Nebenwirkungen minimieren. Die Erkenntnis, dass die zirkadiane Biologie und die Gesundheit zusammenhängen, unterstreicht die Bedeutung regelmäßiger Schlafgewohnheiten, des Kontakts mit natürlichem Licht und einer Lebensweise, die das zirkadiane System unterstützt. Die Nutzung der Kraft unserer inneren Uhr ist ein Schlüsselelement zur Förderung der Widerstandsfähigkeit, zur Verbesserung der Gesundheitsergebnisse und zur Unterstützung des Genesungsprozesses nach einer Krankheit.

Wenn wir inzwischen so viel über die Bedeutung des zirkadianen Rhythmus für unsere Gesundheit wissen, warum gehört seine Berücksichtigung nicht zum Standard der Gesundheitsversorgung in Deutschland und weltweit? Um mehr zu erfahren, führte ich (AR) ein kurzes Gespräch mit Hans Matz (HM) aus der Innovationsabteilung der Techniker Krankenkasse.

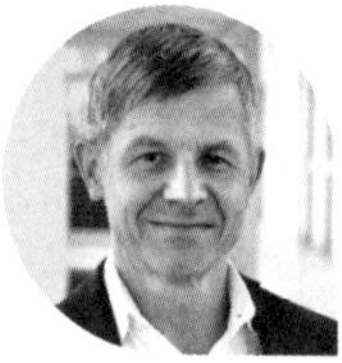

Dipl.-Volksw. Hans Matz (HM) ist Leiter des Innovationsfonds und Produktportfolios der Techniker Krankenkasse, der größten Krankenversicherung in Deutschland. Der Innovationsfonds der Techniker Krankenkasse hat zum Ziel, innovative Ideen zu unterstützen und damit ein hochwertiges und effizientes Gesundheitssystem der Zukunft voranzutreiben.

AR: Wie sehen Sie die Rolle der Krankenkassen in Deutschland bei der effektiven Aufklärung von Einzelpersonen und Gemeinschaften in unserer modernen Gesellschaft, in der wir rund um die Uhr arbeiten und leben, über die Bedeutung einer Anpassung des Tagesablaufs an den natürlichen zirkadianen Rhythmus, um ein gesünderes und ausgeglicheneres Leben zu führen, Krankheiten vorzubeugen und letztlich die finanzielle Belastung für das Gesundheitssystem zu verringern?
HM: Krankenkassen haben ein hohes Interesse, ihren Kundinnen und Kunden möglichst individuelle Informationen über Behandlungsmöglichkeiten zur Verfügung zu stellen und sie darüber hinaus persönlich zu beraten, sofern sie das wünschen. Hier spielen digitale Anwendungen für die Kommunikation und für die Datenübermittlung zwischen den Versicherten, der Krankenkasse und den Leistungserbringern eine zunehmend größere Rolle. Allerdings ist es bislang leider noch so, dass die Möglichkeiten der Krankenkassen durch den gesetzlichen Rahmen erheblich eingeschränkt werden. Denn Krankenkassen dürfen Patientinnen und Patienten aktuell nur in wenigen Ausnahmefällen – wie zum Beispiel nach der Entlassung aus dem Krankenhaus – darüber informieren, wie ihre Behandlung bis zur Genesung fortgesetzt werden kann. In aller Regel ist eine direkte, individuelle Ansprache nicht erlaubt, sondern lediglich das Bereitstellen von allgemeinen Informationen. Dies betrifft leider auch die aktive Unterstützung einer gesunden Lebensführung. Wir als Techniker Krankenkasse wünschen uns daher die Ausweitung unseres Spielraums, gezielte Informationen über Versorgungsangebote bereitzustellen.

AR: Gibt es Strategien, die innerhalb des Gesundheitssystems umgesetzt werden, um Störungen des zirkadianen Rhythmus und deren Auswirkungen auf verschiedene Gesundheitszustände wie Schlafstörungen, Stoffwechselstörungen und psychische Probleme anzugehen, um die Ergebnisse und das Wohlbefinden der Patienten zu verbessern?

HM: Die gesetzlichen Krankenkassen dürfen grundsätzlich nur Leistungen vergüten, die hinsichtlich ihrer Wirksamkeit anerkannt sind. Ein Diagnoseverfahren im Zusammenhang mit zirkadianen Rhythmen, wie TimeTeller®[18], das aus Ihrer eigenen ausgezeichneten Forschung hervorgegangen ist, ist noch sehr neu und muss auch für die Diagnostik noch zugelassen werden, bis es in den Katalog von Leistungen der gesetzlichen Krankenversicherung aufgenommen und bezahlt werden kann. Unsere Strategie als Techniker Krankenkasse ist es, diesen Prozess für Forschungsinitiativen zu begleiten und idealerweise zu beschleunigen. Auf diese Weise möchten wir dazu beitragen, Störungen des zirkadianen Rhythmus zukünftig effektiver behandeln zu können.

AR: Wie unterstützt das Gesundheitssystem Forschungsinitiativen, die sich auf das Verständnis der Rolle des zirkadianen Rhythmus in der Krankheitsprävention, -diagnose und -behandlung konzentrieren, und wie werden diese Erkenntnisse in Interventionen für Patienten umgesetzt?

HM: Ein gutes Mittel für die Versorgungsforschung ist hier sicherlich der Innovationsfonds. Er ist ein seit 2016 gesetzlich verankertes Instrument, das aus Geldern der gesetzlichen Krankenversicherung gespeist wird. Der Innovationsfonds bietet die Möglichkeit, innovative Forschungsideen im Rahmen von Projekten mit einer Laufzeit von bis zu vier Jahren zu erproben. Das Ziel ist es, ihre Wirksamkeit für die Versorgung nachzuweisen und Erkenntnisse für die Weiterentwicklung von medizinischen und therapeutischen Leistungen zu erlangen.

---

18 TimeTeller® ist eine Methode zur Erstellung eines Profils der inneren Uhr anhand einer Speichelanalyse und computergestützter Modellierung, um optimale Zeiten für den Tagesablauf zu ermitteln und so Gesundheit und Leistung zu fördern.

Wir haben sicherlich noch einen langen Weg vor uns, bis die Erfassung der zirkadianen Rhythmen und ihre Nutzung zur Vorbeugung von Krankheiten und zur Optimierung der Behandlung zum Standard in der Gesundheitsversorgung werden. Aber alles deutet auf ihre Relevanz hin, und die zunehmende Zahl von Forschungsergebnissen und klinischen Studien wird dies in nicht allzu ferner Zukunft ermöglichen.

KLINISCHE AUSWIRKUNGEN DER CHRONOMEDIZIN UND ZUKÜNFTIGE ANWENDUNGEN

Die therapeutischen Auswirkungen der zirkadianen Uhr haben in den letzten Jahren zunehmend an Bedeutung gewonnen. Das Ignorieren ihrer Relevanz für die klinische Forschung und die Behandlung von Krankheiten aus Angst vor zusätzlicher Komplexität ist nicht mehr zu rechtfertigen. Die Chronomedizin erforscht neue Methoden für die Prävention, die Entwicklung von Medikamenten, die Diagnose und die Behandlung unter Verwendung des Wissens über unsere innere Uhr. Etwa die Hälfte der 100 im Jahr 2013 meistverkauften, von der US-amerikanischen Arzneimittelbehörde FDA zugelassenen Medikamente in den Vereinigten Staaten zielten auf Gene ab, die in zirkadianer Weise exprimiert werden. – Inzwischen, 2024, während ich dieses Buch schreibe, dürften es noch sehr viel mehr sein. – Die Messung der Expression von Kernuhr-[19] und/oder uhrgesteu-

19 Kernuhr-Gene: eine kleine Gruppe von Genen, die die 24-Stunden-Rhythmen erzeugen. Wenn diese Kernuhr-Gene zerstört wären, hätten wir keinen Rhythmus.

erten[20] Genen, die am Arzneimittelstoffwechsel beteiligt sind, ist daher von großer Bedeutung. Sie kann zur Ermittlung neuartiger Ziele für Medikamente und zeitlich relevanter Aspekte für die Verabreichung von Medikamenten genutzt werden, um die unerwünschten Wirkungen zu verringern und gleichzeitig die angestrebte Wirksamkeit von Arzneimitteln zu verbessern. Zu diesem Zweck wurde ein breites Spektrum von Behandlungen für medizinische Erkrankungen und deren Zusammenhang mit den zirkadianen Rhythmen untersucht, darunter Allergie, Arthritis, Asthma, Hyperlipidämie, Bluthochdruck, Krebs und Neurodegeneration[21].

Der Einsatz tageszeitlich angepasster Therapien, die auf die innere Uhr des Patienten abgestimmt sind, könnte zu besseren therapeutischen Ergebnissen führen, wie die Grafik auf der nächsten Seite illustriert: Die Chronotherapie zielt darauf ab, den Zeitpunkt einer Medikamentengabe zu optimieren. Da die zirkadianen Profile individuell abweichen, ist es wichtig, das zirkadiane Profil eines Patienten vor der Anwendung der Behandlung zu bestimmen. Hierzu stehen Fragebögen und molekulare Methoden zum Testen von Blut, Speichel und Haaren zur Verfügung. Mit-

20 Uhrgesteuerte Gene sind die vielen anderen Gene, die von den Kernuhr-Genen gesteuert werden. Wenn diese Gene zerstört würden, hätten wir immer noch einen Rhythmus, aber einige unserer zellulären Funktionen würden nicht mehr funktionieren, je nachdem, welches dieser Gene betroffen ist. Etwa 50 Prozent aller unserer Gene werden von der Uhr gesteuert. Aus diesem Grund ist die Uhr so wichtig, denn sie steuert die Aktivitätszeit vieler Gene in unseren Zellen und damit auch die Zeit verschiedener biologischer Prozesse.

21 Neurodegeneration bezeichnet den fortschreitenden Verlust der Struktur oder Funktion von Neuronen, einschließlich des Absterbens von Neuronen. Dieser Prozess ist kennzeichnend für verschiedene neurodegenerative Krankheiten wie Alzheimer-, Parkinson- und Huntington-Krankheit. Diese Erkrankungen sind durch eine allmähliche Verschlechterung der kognitiven und motorischen Funktionen aufgrund der fortschreitenden Schädigung und des Verlusts von Neuronen im Gehirn und Rückenmark gekennzeichnet.

hilfe von computergestützten Modellen und klinischen Daten kann anschließend der optimale Zeitpunkt der Medikamentengabe vorhergesagt werden.

Allerdings sind die Ergebnisse im Hinblick auf die gewünschte Wirkung der Chronotherapie im Vergleich zur Standardbehandlung aufgrund von Faktoren wie Alter oder Geschlecht manchmal unterschiedlich. Zum Beispiel wirkt ein Medikament bei einem Menschen um 16 Uhr gut und bei einem anderen um 12 Uhr. Bevor die Chronotherapie in der klinischen Praxis eingesetzt werden kann, sind noch weitere umfangreiche Forschungen erforderlich. Die Kombination von genomischen und physiologischen Daten birgt großes Potenzial für die künftige Ausrichtung der Chronotherapie.

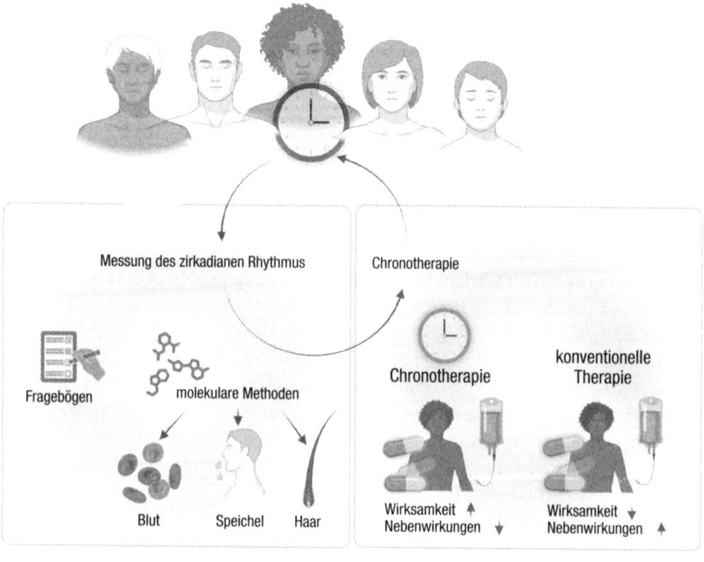

Überblick über die Chronotherapie in der Krebsbehandlung

Die Chronotherapie wirkt sich am stärksten auf Behandlungen aus, die in irgendeiner Form zeitabhängig sind, und wahrscheinlich noch mehr auf Behandlungen mit einem hohen Grad an Toxizität, manchmal so toxisch, dass die Patienten die Therapie aufgrund der massiven Nebenwirkungen sogar abbrechen müssen und keine weiteren Möglichkeiten der Behandlung haben. Eine solche Behandlung ist die Chemotherapie. Um mehr über die aktuellen therapeutischen Anwendungen und den potenziellen Nutzen der Berücksichtigung zirkadianer Rhythmen bei der Behandlung von Krebspatienten zu erfahren, habe ich (AR) mich mit Francis Lévi (FL) unterhalten.

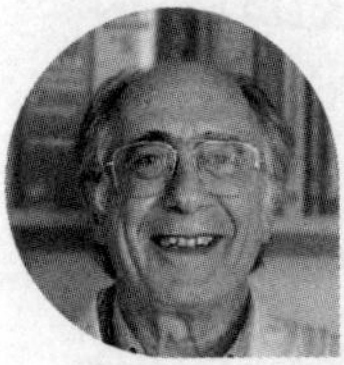

Prof. Dr. Francis Lévi (FL) ist ein französischer Onkologe, emeritierter Leiter der Krebsforschung an der Universität Paris-Saclay und Honorarprofessor für Biomedizin und Onkologie an der Universität von Warwick. Er ist auch der Pionier bei der Einführung des Konzepts der Krebs-Chronotherapie, bei der die Wirksamkeit vom Zeitpunkt der Verabreichung von Medikamenten abhängt, und nutzte Chronotherapie-Techniken zur Umgehung von Toxizitäten und zur Verbesserung der Wirksamkeit der Krebsbehandlung.

AR: Was ist Chronotherapie und welche Beweise gibt es dafür, dass diese Methode bei der Krebsbehandlung von Nutzen sein kann?

FL: Die Chronotherapie besteht in der Verabreichung von Behandlungen in Abhängigkeit von zirkadianen Rhythmen. Zirkadiane Rhythmen steuern viele Zell- und Organfunktionen, wie zum Beispiel Zellvermehrung und -tod, Zellstoffwechsel und Reaktionen auf Gifte oder Medikamente sowie den Wechsel von Ruhe und Aktivität während des 24-Stunden-Tages. Infolgedessen steuert dieses komplexe zirkadiane Zeitsystem die rhythmischen Reaktionen auf alle Arten von Medikamenten, einschließlich Krebsmedikamenten. Pionierstudien in den späten siebziger Jahren haben gezeigt, dass die gleiche Dosis eines Krebsmedikaments je nach dem zirkadianen Zeitpunkt der Verabreichung bei Mäusen gut verträglich oder tödlich sein kann. Seitdem wurden bei über 50 Krebsmedikamenten in präklinischen Modellen, einschließlich Labornagern und neuerdings auch in synchronisierten Zellkulturen, bis zu fünffache Unterschiede in der Verträglichkeit und/oder Wirksamkeit in Abhängigkeit von der Verabreichungszeit festgestellt. Bei Krebspatienten haben wir als Erstes gezeigt, dass die Chronotherapie die Verträglichkeit der Kombinationstherapie mit Oxaliplatin-Fluorouracil-Leucovorin um das bis zu Fünffache verbessert und die Antitumor-Wirksamkeit bei Patienten mit Darmkrebsmetastasen nahezu verdoppelt (1997). Im Jahr 2022 ergab eine systematische Überprüfung durch eine unabhängige Gruppe, dass sich die Verträglichkeit in 77 Prozent von 18 randomisierten Studien zur Chrono-Chemotherapie von Krebs verbessert hat, während die Wirksamkeit im Vergleich zur herkömmlichen Chemotherapie ähnlich oder besser war. In ähnlicher Weise wurde der Zeitpunkt der Strahlentherapie mit großen Unterschieden bei den Nebenwirkungen der Patienten mit Kopf-, Hals- oder gynäkologischen Krebserkrankungen in Verbindung gebracht. Ein äußerst spannender Ansatz ist die entscheidende Bedeutung des Zeitpunkts der Verabreichung einer Krebsimmuntherapie. Bis heute haben fast 20 unabhängige Studienberichte aus Krebszentren auf 4 Kontinenten einen signifikanten Überlebensvorteil durch die vorwiegend morgendliche Verabreichung von Immun-Checkpoint-Inhibitoren bei Patienten mit Haut-, Lungen-, Nieren-, Blasen-, Speiseröhren-, Magen-, Leber- oder Kopf-Hals-Krebs ergeben. Es wird daher immer deutlicher, dass die Krebs-Chronotherapie einen Durchbruch für eine verbesserte Krebskontrolle darstellen könnte.

AR: Welche Rolle spielt die personalisierte Medizin bei der Chronotherapie in der Krebsbehandlung, und wie können Kliniker die Behandlungspläne auf der Grundlage der zirkadianen Rhythmen und genetischen Profile der einzelnen Patienten anpassen, um die Ergebnisse und die Lebensqualität zu verbessern?

FL: Die personalisierte Medizin besteht in der Auswahl und Verabreichung von Krebsmedikamenten auf der Grundlage von Biomarkern, die eine besondere Anfälligkeit des Patienten und/oder seines Tumors für bestimmte Medikamente anzeigen. Einige genetische Profile können zum Beispiel ein erhöhtes Toxizitätsrisiko für ein Medikament aufzeigen, sodass die Dosis reduziert werden muss, um übermäßige Nebenwirkungen bei einem bestimmten Patienten zu vermeiden. Dies ist zum Beispiel bei Irinotecan der Fall, wenn eine UGT1A1-Mutation vorliegt. Außerdem können einige Mutationen in Tumoren eine besondere Empfindlichkeit gegenüber einem Arzneimittel aufweisen. So macht beispielsweise der »MSI-Phänotyp[22]« bei Darmkrebs diese Tumore besonders empfindlich für eine Immuntherapie, während diese Behandlung ansonsten unwirksam ist. Bei der Chronotherapie sind die zirkadianen Rhythmen das Ziel. Einige Krebspatienten haben tatsächlich robuste zirkadiane Rhythmen in Bezug auf Ruheaktivität, Körpertemperatur und Hormonausschüttungen und scheinen besser von der Chronotherapie zu profitieren, während etwa 30 Prozent der Patienten deutlich veränderte Rhythmen haben und ihre zirkadianen Uhren möglicherweise neu einstellen müssen, um sie für die Chronotherapie empfänglich zu machen. Ich glaube, dass eine solche Personalisierung der Behandlung die größte Herausforderung der Chronotherapie bei Krebs darstellt. Wir haben nämlich gezeigt, dass ein geschlechtsspezifischer Zeitplan für die Chronotherapie erforderlich ist, mit einem offensichtlichen Unterschied von sechs Stunden bei der Medikamentendosierung zwischen männlichen und weiblichen Patienten, damit Patienten beider Geschlechter in gleicher Weise von der Chronotherapie profitieren. Außerdem ist das Überleben der Patienten

22 Anmerkung der Autorin: MSI (Mikrosatelliteninstabilität)-Phänotyp bezeichnet einen Zustand, der durch die Zunahme von Mutationen in Mikrosatellitenbereichen der DNA gekennzeichnet ist. Mikrosatelliten sind kurze, sich wiederholende DNA-Sequenzen, die über das gesamte Genom verstreut sind. Der MSI-Phänotyp ist ein Kennzeichen eines defekten DNA-Mismatch-Repair-Systems (MMR), das für die Korrektur von Fehlern verantwortlich ist, die während der DNA-Replikation auftreten.

mit schlechtem Rhythmus nur halb so lang wie das der Patienten mit gutem Rhythmus, und zwar unabhängig von allen anderen relevanten Faktoren, was die Notwendigkeit unterstreicht, ihre Uhren gemeinsam mit dem Krebs selbst zu behandeln. Um dieses Ziel zu erreichen, überwachen wir derzeit die zirkadianen Rhythmen der Ruheaktivität und der Körpertemperatur per Telemonitoring und analysieren sie automatisch in Echtzeit bei Patienten mit Bauchspeicheldrüsenkrebs aus der Ferne. Ziel ist es, die zirkadianen Rhythmen in die tägliche Betreuung der Patienten während der ersten Monate der Chemotherapie zu integrieren.

AR: Was sind derzeit die größten Herausforderungen in der Krebs-Chronotherapie?

FL: Eine weitere Herausforderung ist die Fähigkeit, die Funktionalität und das Timing der molekularen Uhren in gesundem und in Krebsgewebe zu messen. Dies ist durch den Einsatz von Modellen möglich geworden, die auf künstlicher Intelligenz basieren und die auf die Ergebnisse einer genetischen Analyse einer einzelnen Gewebebiopsie angewandt werden. Dadurch wird es möglich, die Chronotherapie auch auf die zirkadianen Uhren des Tumors abzustimmen. Interessanterweise könnte sich die Funktionalität der Krebsuhr als prognostischer Indikator für das Überleben der Patienten erweisen! Die großen Fortschritte in unserem Verständnis der zirkadianen Rhythmen und ihre entscheidende Bedeutung für die Krebsentstehung und die Auswirkungen der Behandlung müssen die Entwicklung von randomisierten Studien unterstützen. Solche Studien werden benötigt, um Empfehlungen für die Zeitplanung auszusprechen und in der onkologischen Praxis umzusetzen. In diese Studien müssen Biomarker einbezogen werden, um die Chronotherapie entsprechend den zirkadianen Uhren sowohl im Wirts- als auch im Krebsgewebe weiter zu personalisieren.

AR: Was sind die fehlenden Schlüsselaspekte für die Umsetzung der Krebs-Chronotherapie?

FL: Wir müssen Wege finden, um die Variabilität der Uhren von Krebs- und gesunden Zellen zwischen den Patienten und innerhalb der Patienten sowie deren Einfluss auf die Behandlungseffekte im täglichen Leben zu erfassen. Darüber hinaus müssen wir eine einfach zu bedienende, umfassende Technologie für die Diagnose der Funktionen und des Timings der zirkadianen Uhr, für die personalisierte Durchführung der Chronotherapie und für die Früherkennung der Wirksamkeit der Chronotherapie entwickeln.

Obwohl die Forschung auf dem Gebiet der zirkadianen Rhythmen in den letzten Jahren stark zugenommen hat, ist die Nutzung dieses Wissens für die Erhaltung der Gesundheit und die Vorbeugung und Behandlung von Krankheiten noch nicht vollständig erforscht. Ein äußerst wichtiger Aspekt der zirkadianen Rhythmen, insbesondere im Hinblick auf Krebspatienten, ist die Tatsache, dass die Überlebenszeit von Patienten mit einem schlechten Rhythmus nur halb so lang ist wie die von Patienten mit einem guten Rhythmus, was die Notwendigkeit unterstreicht, zusätzlich zur Behandlung gegen den Krebs einen robusten Rhythmus aufrechtzuerhalten oder wiederherzustellen.

Wir wissen inzwischen, dass die innere Uhr eine Schlüsselrolle bei der Erhaltung unserer Gesundheit und der Behandlung von Krankheiten spielt, und es ist an der Zeit, dass wir sie nutzen. In den nächsten Kapiteln werden wir sehen, wie.

ZWEI
DEIN CHRONO-CODE

In der Chronobiologie ist das Konzept Zeit von besonderer Bedeutung. Die Chronobiologie erkennt, dass jeder Mensch eine persönliche innere Uhr hat und dass unsere inneren Uhren erheblich variieren können, was sich darauf auswirkt, wie wir uns im Laufe des Tages fühlen und funktionieren. Diese individuellen Unterschiede zu verstehen und zu respektieren, kann zu einem gesünderen und ausgeglicheneren Leben führen. Daher ist es äußerst wichtig, unsere Uhr zu kennen und unseren zirkadianen Rhythmus zu messen. Wir werden in diesem Kapitel erfahren, wie das möglich ist.

WAS SIND CHRONOTYPEN UND WAS IST DEIN PROFIL?

Der Begriff »Chronotyp« wird verwendet, um die persönliche, innere Zeit eines Menschen zu bezeichnen. Er bezieht sich, vereinfacht ausgedrückt, auf die biologische Veranlagung eines Menschen in Bezug auf den Zeitpunkt seines Schlaf-Wach-Zyklus. Im Wesentlichen bestimmt der Chronotyp, ob jemand ein Morgen- oder ein Nachtmensch ist oder irgendwo dazwischen liegt. Diese biologische Veranlagung kann durch verschiedene Faktoren beeinflusst werden, darunter Genetik, Alter und Lebensstil.

Forscher haben bestimmte Tiere mit menschlichen Chronotypen in Verbindung gebracht, um die individuellen Unterschiede im zirkadianen Rhythmus und im Schlaf-Wach-Rhythmus zu beschreiben und so das Verständnis zu erleichtern. Dieses Konzept setzte sich aufgrund seiner Einfachheit und Zugänglichkeit durch und ermöglichte es Wissenschaftlern, komplexe zirkadiane Phänomene auf leichter verständliche Weise zu vermitteln. Die Assoziation von Tieren mit Chronotypen entstand, als Wissenschaftler unterschiedliche Muster in den individuellen Vorlieben für Schlafzeiten und Aktivitätsniveaus erkannten, die den Verhaltensweisen von Tieren ähneln. Morgen-Chronotypen, die auch als Lerchen bezeichnet werden, wachen zum Beispiel morgens früh auf – mögen das auch! – und fühlen sich in der ersten Tageshälfte am wachsten und produktivsten. Im Vergleich zu anderen Chronotypen gehen sie in der Regel relativ früh zu Bett und haben meist Probleme, abends wach zu bleiben oder gar nachts zu arbeiten. Nacht-Chronotypen oder Eulen neigen von Natur aus dazu, bis spät in die Nacht wach zu bleiben und fühlen sich in den Abendstunden energiegeladener und wacher. Sie haben Schwierigkeiten, früh am Morgen aufzuwachen, und fühlen sich oft in den letzten Stunden des Tages am produktivsten und wachsten.

Neben diesen Extremen gibt es auch mittlere Chronotypen, die manchmal als Kolibris bezeichnet werden und irgendwo zwischen Morgen- und Nachtpräferenz liegen. Sie können sowohl Merkmale von Lerchen als auch von Eulen aufweisen, wobei sie je nach den individuellen Faktoren zu unterschiedlichen Tageszeiten Spitzenwerte bei Wachsamkeit und Produktivität erleben. Diese von Tieren inspirierten Chronotypen beschreiben unterschiedliche Schlafmuster und helfen uns, unsere eigenen zirkadianen Vorlieben zu verstehen und zu erkennen und unsere Tagesabläufe entsprechend zu optimieren.

Die Kenntnis des eigenen Chronotyps kann sich erheblich auf verschiedene Aspekte des Lebens auswirken, darunter Schlafqualität, Leistungsfähigkeit und allgemeines Wohlbefinden: Wer beispielsweise seinen Tagesablauf mit seinem Chronotyp in Einklang bringt, kann von einer besseren Schlafqualität, höherer Leistungsfähigkeit und einer besseren allgemeinen Stimmung profitieren. Andererseits können Menschen, die nicht ihrem natürlichen

Chronotyp folgen, Schwierigkeiten wie Müdigkeit, Reizbarkeit und verminderte kognitive Funktionen haben.

Wissenschaftler haben verschiedene Fragebögen entwickelt, um festzustellen, ob Menschen eher ein Morgen- oder ein Abendmensch sind. Dabei gehen sie jedoch davon aus, dass Chronotypen nicht starr definiert sind, sondern dass von sehr »frühen« bis zu sehr »späten« Menschen alles existiert, die Chronotypen also auf einem Spektrum liegen. Zwei weit verbreitete Fragebögen sind der Morning-Eveningness-Questionnaire (MEQ) und der Munich ChronoType Questionnaire (MCTQ). Während sich der MCTQ auf die tatsächlichen Wach- und Schlafzeiten konzentriert, bewertet der MEQ verschiedene Aktivitäten wie Mahlzeiten und Bewegung, um den Chronotyp zu bestimmen. Wer seinen eigenen Chronotyp herausfinden möchte, ist herzlich eingeladen, die deutsche Version des MEQ auszufüllen, die auf der nächsten Seite beginnt. Es ist auch interessant zu sehen, wie Menschen im gleichen Haushalt bei diesen Fragebögen abschneiden. Wenn jeder weiß, wer wozu morgens und abends neigt, können die Zeitpläne besser koordiniert, Routinen individueller festgelegt und Aufgaben passender verteilt werden. Vor allem wächst das Verständnis füreinander. All dies kann das Zusammenleben reibungsloser gestalten und helfen, Konflikte zu vermeiden. Natürlich ist Vielfalt etwas Wunderbares, und wir suchen unsere Partner und Freunde nicht nach dem Chronotyp aus, aber es hilft, sie besser kennen und verstehen zu lernen.

FRAGEBOGEN ZUM CHRONOTYP (MEQ)*

Frage	Antwort	Punkte
Wenn es nur nach Ihrem eigenen Wohlbefinden ginge und Sie Ihren Tag völlig frei einteilen könnten, wann würden Sie dann aufstehen?	05:00–06:30	**5**
	06:30–07:45	**4**
	07:45–09:45	**3**
	09:45–11:00	**2**
	11:00–12:00	**1**
Wenn es nur nach Ihrem eigenen Wohlbefinden ginge und Sie Ihren Abend völlig frei gestalten könnten, wann würden Sie dann zu Bett gehen?	20:00–21:00	**5**
	21:00–22:15	**4**
	22:15–00:30	**3**
	00:30–01:45	**2**
	01:45–03:00	**1**
Wie sehr sind Sie von Ihrem Wecker abhängig, wenn Sie morgens zu einer bestimmten Zeit aufstehen müssen?	Überhaupt nicht abhängig	**4**
	Etwas abhängig	**3**
	Ziemlich abhängig	**2**
	Sehr abhängig	**1**
Wie leicht fällt es Ihnen üblicherweise morgens aufzustehen?	Überhaupt nicht leicht	**1**
	Nicht sehr leicht	**2**
	Ziemlich leicht	**3**
	Sehr leicht	**4**

* MEQ = Morningness-eveningness-Questionnaire; Quellen: Original-Veröffentlichung: Horne JA, *et al.* A self-assessment questionnaire to determine morningness-eveningness in human circadian rhythms. Int J Chronobiol. 1976. Griefahn, B, *et al.*: Zur Validität der deutschen Übersetzung des Morningness-Eveningness-Questionnaires von Horne und Östberg. Somnologie. 2001

Frage	Antwort	Punkte
Wie wach fühlen Sie sich morgens in der ersten halben Stunde nach dem Aufwachen?	Überhaupt nicht wach	1
	Ein bisschen wach	2
	Ziemlich wach	3
	Sehr wach	4
Wie ist Ihr Appetit in der ersten halben Stunde nach dem Aufwachen?	Sehr gering	1
	Ziemlich gering	2
	Ziemlich gut	3
	Sehr gut	4
Wie müde fühlen Sie sich morgens in der ersten halben Stunde nach dem Aufwachen?	Sehr müde	1
	Ziemlich müde	2
	Ziemlich frisch	3
	Sehr frisch	4
Wenn Sie am folgenden Tag keinerlei Verpflichtungen haben, wann gehen Sie dann – verglichen mit Ihrer üblichen Schlafenszeit – zu Bett?	Selten oder nie später	4
	Weniger als eine Stunde später	3
	1 – 2 Stunden später	2
	Mehr als 2 Stunden später	1
Sie haben beschlossen, sich körperlich zu betätigen. Ein Freund rät Ihnen, zweimal wöchentlich eine Stunde zu trainieren; für ihn sei die beste Zeit zwischen 7 und 8 Uhr. Ausgehend von Ihrem eigenen Wohlbefinden, wie schätzen Sie Ihre Leistungsfähigkeit zu dieser Zeit ein?	Ich wäre sehr gut in Form	4
	Ich wäre ziemlich gut in Form	3
	Es wäre ziemlich schwierig für mich	2
	Es wäre sehr schwierig für mich	1

Frage	Antwort	Punkte
Um wie viel Uhr werden Sie abends müde und haben das Bedürfnis, schlafen zu gehen?	20:00–21:00	**5**
	21:00–22:15	**4**
	22:15–00:45	**3**
	00:45–02:00	**2**
	02:00–03:00	**1**
Sie möchten für einen zweistündigen Test, von dem Sie wissen, dass er Sie mental sehr beansprucht, in Bestform sein. Wenn es nur nach Ihrem eigenen Wohlbefinden ginge, und wenn Sie Ihren Tag völlig frei einteilen könnten, welchen der vier Test-Zeiträume würden Sie wählen?	08:00–10:00	**6**
	11:00–13:00	**4**
	15:00–17:00	**2**
	19:00–21:00	**0**
Wenn Sie um 23 Uhr zu Bett gehen sollten, wie müde wären Sie dann?	Überhaupt nicht müde	**0**
	Etwas müde	**2**
	Ziemlich müde	**3**
	Sehr müde	**5**
Aus irgendeinem Grund sind Sie einige Stunden später als gewöhnlich zu Bett gegangen. Es besteht jedoch keine Notwendigkeit, am nächsten Morgen zu einer bestimmten Zeit aufzustehen. Welcher der folgenden Fälle wird bei Ihnen am ehesten eintreten?	Ich werde zur üblichen Zeit wach und schlafe nicht wieder ein	**4**
	Ich werde zur üblichen Zeit wach und döse danach noch ein wenig	**3**
	Ich werde zur üblichen Zeit wach, schlafe dann aber wieder ein	**2**
	Ich wache erst später als üblich auf	**1**

Frage	Antwort	Punkte
In einer Nacht müssen Sie für eine Nachtwache zwischen 4 und 6 Uhr wach sein. Am darauffolgenden Tag haben Sie keine weiteren Verpflichtungen. Welche der nachfolgenden Alternativen sagt Ihnen am ehesten zu?	Ich werde erst nach der Nachtwache zu Bett zu gehen	**1**
	Ich werde vorher ein Nickerchen machen und nach der Nachtwache schlafen	**2**
	Ich werde vorher richtig schlafen und hinterher noch ein Nickerchen machen	**3**
	Ich werde nur vorher schlafen	**4**
Sie müssen zwei Stunden körperlich schwer arbeiten und können sich Ihren Tag völlig frei einteilen. Wenn es nur nach Ihrem eigenen Wohlbefinden ginge, welche der folgenden Zeiten würden Sie wählen?	08:00–10:00	**4**
	11:00–13:00	**3**
	15:00–17:00	**2**
	19:00–21:00	**1**
Sie haben sich zu einem anstrengenden körperlichen Training entschlossen. Ein Freund rät Ihnen, zweimal wöchentlich eine Stunde zu trainieren; für ihn sei die beste Zeit zwischen 22 und 23 Uhr. Ausgehend von Ihrem eigenen Wohlbefinden, wie schätzen Sie Ihre Leistungsfähigkeit zu dieser Zeit ein?	Ich wäre ziemlich gut in Form	**1**
	Ich wäre sehr gut in Form	**2**
	Es wäre ziemlich schwierig für mich	**3**
	Es wäre sehr schwierig für mich	**4**

Frage	Antwort	Punkte
Angenommen, Sie könnten Ihre Arbeitszeit frei wählen und Ihre Arbeitszeit beträgt 5 Stunden pro Tag (einschließlich der Pausen), die Tätigkeit ist interessant und wird nach Erfolg bezahlt. Welche 5 aufeinanderfolgenden Stunden würden Sie wählen?	Eine 5-Stunden-Schicht, die irgendwann zwischen 04:00 morgens – 08:00 anfängt	**5**
	Eine 5-Stunden-Schicht, die irgendwann zwischen 08:00–09:00 anfängt	**4**
	Eine 5-Stunden-Schicht, die irgendwann zwischen 09:00–14:00 anfängt	**3**
	Eine 5-Stunden-Schicht, die irgendwann zwischen 14:00–17:00 anfängt	**2**
	Eine 5-Stunden-Schicht, die irgendwann zwischen 17:00–04:00 morgens anfängt	**1**
Zu welcher Tageszeit fühlen Sie sich Ihrer Meinung nach am besten?	05:00–08:00	**5**
	08:00–10:00	**4**
	10:00–17:00	**3**
	17:00–22:00	**2**
	22:00–05:00	**1**
Man spricht bei Menschen von »Morgen-« und »Abendtypen«. Zu welchem der folgenden Typen zählen Sie sich?	Eindeutig »Morgentyp«	**6**
	Eher »Morgen-« als »Abendtyp«	**4**
	Eher »Abend-« als »Morgentyp«	**2**
	Eindeutig »Abendtyp«	**0**

Auswertung

Addiere deine Punkte und schau nach zu welchem Chronotyp du gehörst:

- 14–30: definitiver Abendtyp
- 31–41: moderater Abendtyp
- 42–58: Neutraltyp
- 59–69: moderater Morgentyp
- 70–86: definitiver Morgentyp

Der Chronotyp spielt auch eine Rolle bei verschiedenen gesundheitlichen Aspekten. Forschungsergebnisse deuten darauf hin, dass Nachteulen ein höheres Risiko für bestimmte Krankheiten wie Fettleibigkeit, Diabetes und Herz-Kreislauf-Erkrankungen haben, möglicherweise aufgrund von Lebensstilfaktoren, die mit dem langen Aufbleiben verbunden sind, wie ungesunde Essgewohnheiten und weniger körperliche Aktivität. Lerchen hingegen haben möglicherweise ein geringeres Risiko für solche Gesundheitsprobleme. Allerdings könnten sie Probleme haben, wenn sie bis spät in die Nacht arbeiten müssen oder dann an sozialen Aktivitäten teilnehmen wollen.

Zusammenfassend lässt sich sagen, dass der Chronotyp die individuelle Präferenz für den Zeitpunkt des Schlaf-Wach-Rhythmus darstellt, die von der Morgenlerche bis zur Nachteule reicht, mit unterschiedlichen Ausprägungen der Präferenz dazwischen. Die Kenntnis des eigenen Chronotyps kann dazu beitragen, den Tagesablauf zu optimieren, die Schlafqualität zu verbessern und möglicherweise das Risiko bestimmter gesundheitlicher Probleme zu verringern.

METHODEN ZUR MESSUNG DER ZIRKADIANEN RHYTHMEN

Die Ermittlung von Chronotypen mithilfe von Fragebögen macht sicherlich Spaß und kann uns zum Nachdenken über unsere täglichen Abläufe anregen. Die Beobachtung und genaue Charakterisierung der inneren Zeit ist beim Menschen jedoch nicht einfach nur anhand von Fragebögen zu beurteilen. Das liefert nur eine grobe Einschätzung. Aber es geht noch genauer: Die derzeitigen Standardmethoden zur Bestimmung der inneren Zeit beruhen meist auf Hormonwerten, entweder Cortisol- oder Melatoninmessungen. Diese hormonbasierten Messungen sind wertvoll, haben aber erhebliche Einschränkungen: Sie erfordern häufige Probenahmen über einen Zeitraum von 24 Stunden und geben keine Auskunft über die Genaktivität. Daher ist die Entwicklung neuer Messmethoden zur genauen Bestimmung des internen Zeitablaufs eine wichtige Voraussetzung für die Vorbeugung und Therapie von Störungen des Tagesrhythmus.

Zu den vielversprechenden Methoden zur Bewertung zirkadianer Rhythmen gehören die Verwendung von tragbaren Geräten für indirekte Messungen der zirkadianen Rhythmen, die Fitnesstrackern ähneln, zur kontinuierlichen Überwachung der Aktivität sowie fortgeschrittene Techniken wie die RNA-Quantifizierung zur Analyse der Genaktivität im Zeitablauf für direkte Messungen der zirkadianen Rhythmen.

RNA-Quantifizierung: was und wie?

Die Bestimmung der Menge einer bestimmten RNA in einer biologischen Probe ist entscheidend für das Verständnis der Genexpression und anderer molekularbiologischer Prozesse. Es können verschiedene Methoden verwendet werden, beispielsweise:

Reverse Transkriptions-Polymerase-Kettenreaktion (RT-PCR):

So funktioniert es: Die RNA wird zunächst mithilfe eines Enzyms namens Reverse Transkriptase in komplementäre DNA (cDNA) umgeschrieben. Die cDNA wird dann mithilfe der PCR[23] vervielfältigt. Dabei werden viele Kopien der DNA hergestellt, sodass sie nachgewiesen und quantifiziert werden kann.
Vorteile: äußerst empfindlich und spezifisch
Nachteile: erfordert eine präzise Ausrüstung und kann zeitaufwendig sein

Quantitative PCR (qPCR):

So funktioniert es: Als Erweiterung der RT-PCR quantifiziert die qPCR die RNA, indem sie die Menge der amplifizierten DNA in Echtzeit misst, oft unter Verwendung von Fluoreszenzfarbstoffen, die an die DNA binden.
Vorteile: liefert quantitative Daten und ist sehr genau
Nachteile: teuer und erfordert spezielle Ausrüstung

RNA-Sequenzierung (RNA-seq):

So funktioniert es: RNA wird in cDNA umgewandelt und dann mithilfe von Hochdurchsatz-Sequenzierungstechnologien sequenziert. Die Sequenzen[24] werden einem Referenzgenom zugeordnet, um den RNA-Gehalt zu quantifizieren.

---

23 Polymerase-Kettenreaktion, englisch: polymerase chain reaction (PCR)

24 bezieht sich auf die Reihenfolge der Nukleotide in einer Nukleinsäure wie der DNA oder RNA

Vorteile: liefert umfassende Daten über alle RNA-Moleküle in einer Probe, einschließlich neuer Transkripte[25]
Nachteile: teuer, erfordert fortgeschrittene Fachkenntnisse und Geräte zur Datenanalyse

Wie bereits auf Seite 31 erläutert, ist RNA, oder Ribonukleinsäure, ein Molekül in unseren Zellen, das eine entscheidende Rolle bei der Herstellung von Proteinen spielt, die die Bausteine unseres Körpers sind. Sogenannte Transkriptomik-Daten untersuchen anhand der RNA, welche Gene aktiv sind. Diese speziellen Daten haben den Wissenschaftlern sehr geholfen zu verstehen, wie Störungen des zirkadianen Rhythmus mit schweren Krankheiten wie Krebs zusammenhängen. Ein zirkadianes Profil auf der Grundlage der RNA-Expression liefert detaillierte Informationen über den Zeitpunkt und die Intensität der Genexpression (Genaktivität) in den Zellen einer Person im Laufe des Tages. Dieses Profil hilft, die innere Uhr des Körpers und wie sie verschiedene biologische Prozesse beeinflusst zu verstehen. Beim Menschen können zirkadiane Profile anhand verschiedener biologischer Materialien gemessen werden, darunter Blut, Speichel und Haarfollikel. Wissenschaftler messen die Genexpression, indem sie die RNA untersuchen, um festzustellen, welche Gene zu verschiedenen Tageszeiten aktiv sind. Ein zirkadianes Profil ähnelt einer Welle oder Schwingung mit einer Periode von 24 Stunden. Es handelt sich also um eine Oszillation, die sich alle 24 Stunden wiederholt. Zusätzlich zu der 24-Stunden-Periode charakterisieren drei Hauptparameter einen zirkadianen Rhythmus:

25 Transkript bezieht sich auf ein RNA-Molekül, das während des Transkriptionsprozesses aus einer DNA-Vorlage synthetisiert wird.

Amplitude: Sie gibt an, wie weit sich etwas von seinem Mittelpunkt entfernt, wenn es schwingt oder vibriert, also wie stark die Aktivität eines Gens im Laufe des Tages schwankt.

Phase: Sie beschreibt den Zeitpunkt der höchsten Expression eines Gens. Erreicht die Aktivität eines Gens beispielsweise mittags ihren Höhepunkt, so ist dies seine Phase. Die Phase sagt uns indirekt, wann bestimmte biologische Prozesse am aktivsten sind.

Durchschnittliche Expression: Dies ist der Mittelwert der Genexpression über den gesamten 24-Stunden-Zyklus. Er liefert einen Anhaltspunkt dafür, wie stark ein Gen unabhängig von der Zeit durchschnittlich exprimiert wird.

Die Grafik auf der nächsten Seite zeigt das Ganze plastischer: Der Schlafzyklus kann durch Zeitgeber (wie Licht, Ernährung, Kaffee) nach vorn oder hinten verschoben werden und ist von Mensch zu Mensch unterschiedlich (oben). Das zirkadiane Profil wird durch die Parameter Periode, Phase, durchschnittliche Expression und Amplitude festgelegt (unten). Es ist bei jedem von uns individuell und korreliert mit unserem aktuellen Gesundheitszustand.

Die Hauptmerkmale Periode, Phase, durchschnittliche Expression und Amplitude können sich abhängig von verschiedenen Faktoren wie Krankheitsstatus, Geschlecht und Alter verändern. Bei bestimmten Krankheiten kann die Amplitude der Genexpression verringert sein. Das weist auf mögliche gestörte biologische Prozesse hin. Auch die Phase kann sich ändern: Wenn sich der Zeitpunkt der höchsten Aktivität verschiebt, kann sich das auf Körperfunktionen wie Schlaf und Hormonausschüttung aus-

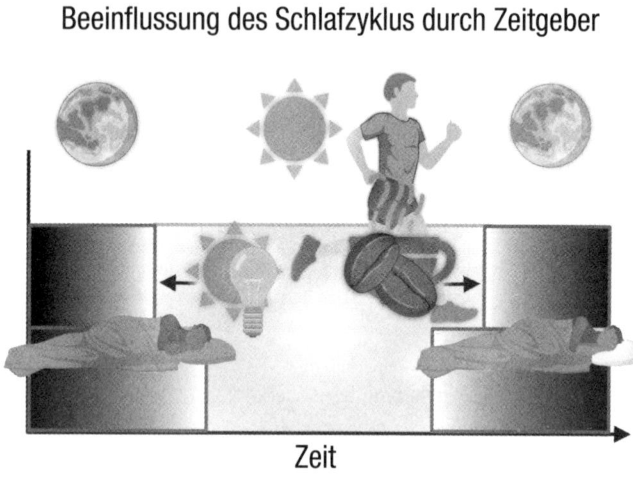

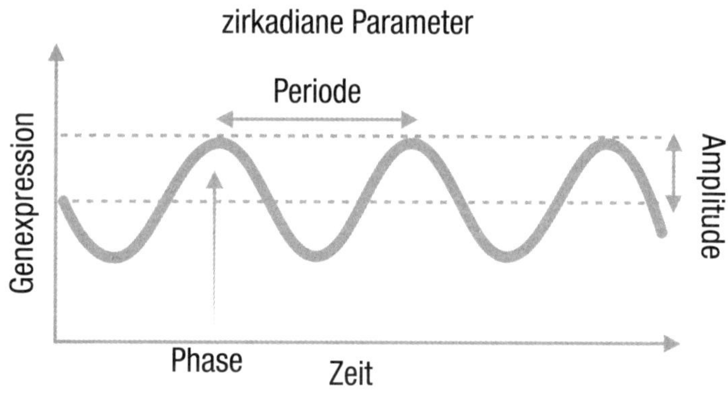

Parameter, die das zirkadiane Profil kennzeichnen

wirken. Männer und Frauen können unterschiedliche zirkadiane Profile haben, mit Variationen in der Amplitude und Phase der Genexpression aufgrund von hormonellen Unterschieden und genetischen Faktoren. Auch mit zunehmendem Alter können sich unsere zirkadianen Rhythmen verändern. Die Amplitude kann abnehmen, die täglichen Schwankungen der Genexpression sind also weniger ausgeprägt. Die Phase kann sich verschieben, was bei älteren Erwachsenen oft zu früheren Wach- und Schlafzeiten führt.

Durch die Messung von RNA-Expressionsdaten analysieren Forscher diese Muster, um herauszufinden, wie der zirkadiane Rhythmus bei verschiedenen Menschen aussieht und inwieweit sein spezifisches Muster mit dem Gesundheitszustand zusammenhängt. Diese Informationen können entscheidend für die Entwicklung personalisierter, also individueller Behandlungen und Maßnahmen sein, die auf die innere Uhr nur eines Menschen abgestimmt sind und so möglicherweise die Gesundheit und Lebensqualität verbessern.

In Zukunft wird die Kombination verschiedener Datentypen – wie physiologische Messungen, Hormonspiegel und Genaktivität – mit fortschrittlichen Computerwerkzeugen wie Techniken der künstlichen Intelligenz sehr leistungsfähig sein, um zirkadiane Rhythmen zu untersuchen. Dieser umfassende Ansatz kann neue Wege zur Förderung eines gesünderen Lebensstils und zur Überwachung und eventuellen Behandlung von Störungen des zirkadianen Rhythmus bei verschiedenen Gesundheitszuständen öffnen.

Im Kapitel »Deine Chrono-Strategie« (ab Seite 126) werden wir einige der Methoden zur Charakterisierung zirkadianer Rhythmen beim Menschen erörtern und bedenken, wie wir den Tagesablauf mit diesem Wissen planen können, um die Gesundheit zu optimieren und Krankheiten vorzubeugen. Doch zunächst wollen wir uns über die Folgen der Missachtung unserer zirkadianen Uhr klar werden und darüber, was wir als Individuum und auch als Gesellschaft tun können, um dies zu verhindern.

LEBEN GEGEN DIE INNERE UHR – MIT SCHWEREN FOLGEN FÜR DIE GESUNDHEIT

Die Aufrechterhaltung eines stabilen zirkadianen Rhythmus und ein Leben im Einklang mit unserer inneren Uhr bieten zahlreiche Vorteile für die allgemeine Gesundheit und das Wohlbefinden. Wenn wir unsere täglichen Aktivitäten auf unseren natürlichen zirkadianen Rhythmus abstimmen, kann dies die Schlafqualität verbessern, die kognitiven Funktionen fördern und die Stimmungslage stabilisieren. Er unterstützt einen optimalen Stoffwechsel und verringert das Risiko von Fettleibigkeit sowie damit verbundenen Stoffwechselstörungen. Außerdem kann er die körperliche Leistungsfähigkeit steigern, die kardiovaskuläre Gesundheit unterstützen und das Immunsystem stärken. Wenn wir die natürlichen Rhythmen unseres Körpers verstehen und respektieren, können wir einen gesünderen, ausgeglicheneren Lebensstil erreichen.

Im Gegensatz dazu kann ein gestörter zirkadianer Rhythmus zu verschiedenen Gesundheitsproblemen wie Schlafstörungen, Stimmungsschwankungen, neurodegenerativen Erkrankungen, Herz-Kreislauf-Erkrankungen, Fettleibigkeit, Diabetes und Krebs führen. Sowohl genetische Faktoren (die abweichende Aktivität von Uhr- oder uhrgesteuerten Genen) als auch Umweltfaktoren (wie Schlafstörungen, künstliche Beleuchtung) können zu einer Störung der zirkadianen Rhythmen führen. So kann beispielsweise die ständige Unterbrechung der zirkadianen Rhythmen, beispielsweise durch langfristige Schichtarbeit, zu einer Fehlanpassung der Hauptuhr und der peripheren Uhren führen und die menschliche Gesundheit beeinträchtigen.

MÖGLICHKEITEN, EINEN VERÄNDERTEN ZIRKADIANEN RHYTHMUS ZU KORRIGIEREN

Die Störung des zirkadianen Rhythmus kann sowohl durch medizinische als auch durch nicht medizinische Interventionen gemildert werden. Medizinische Maßnahmen umfassen häufig Lichttherapie oder die Einnahme von Medikamenten wie Melatoninpräparaten, die zur Regulierung des Schlaf-Wach-Rhythmus beitragen.

Wie bereits erwähnt, ist Melatonin ein Hormon, das unser Körper auf natürliche Weise produziert. Wenn es abends dunkel wird, produziert unser Körper mehr Melatonin, wodurch wir uns schläfrig fühlen. Am Morgen, wenn es hell wird, stellt unser Körper weniger Melatonin her, sodass wir uns wacher fühlen.

Obwohl Melatonin als Nahrungsergänzungsmittel erhältlich ist und häufig von Menschen mit Schlafproblemen eingenommen wird, ist es aus mehreren Gründen nicht dasselbe wie eine einfache Schlaftablette:

Regulierung, nicht Sedierung: Melatonin hilft, den Schlafzyklus zu regulieren, anstatt ihn einfach auszuschalten. Es signalisiert dem Körper, dass es Zeit ist, sich auf den Schlaf vorzubereiten, und zwingt ihn nicht zum Schlafen, wie es manche Schlafmittel tun.

Unterschiedliche Wirksamkeit: Es wirkt am besten bei bestimmten Schlafproblemen wie Jetlag oder Schichtarbeit, ist aber bei allgemeiner Schlaflosigkeit oder anderen Schlafstörungen möglicherweise nicht so wirksam.

Das Timing ist wichtig: Der richtige Zeitpunkt für die Einnahme von Melatonin ist entscheidend. Wenn es zur falschen Zeit eingenommen wird, kann es den Schlafzyklus stören, anstatt ihn zu fördern.

Keine langfristige Lösung: Melatoninpräparate sind in der Regel für eine kurzzeitige Einnahme gedacht. Wenn diese Mittel über einen längeren Zeitraum eingenommen werden, werden die Ursachen der Schlafprobleme möglicherweise nicht behoben.

Unterschiedliche Wirkung bei verschiedenen Menschen: Menschen reagieren unterschiedlich auf Melatonin. Was bei der einen Person wirkt, muss bei der anderen nicht unbedingt wirken, und bei manchen Menschen können Nebenwirkungen wie Kopfschmerzen oder Schwindel auftreten.

Von außen zugeführtes Melatonin kann zwar die Schlafqualität verbessern und den zirkadianen Rhythmus angleichen, insbesondere bei Schlafstörungen oder Jetlag, sollte aber mit Bedacht eingesetzt werden und nicht als Einheitslösung für Schlafprobleme angesehen werden. Melatonin gilt zwar im Allgemeinen als sicher, doch zu den möglichen Nachteilen gehören Abhängigkeit, nachlassende Wirksamkeit im Laufe der Zeit und Nebenwirkungen wie Schwindel oder Tagesmüdigkeit. Es ist wichtig, Melatonin nur unter ärztlicher Anleitung einzunehmen und dabei den individuellen Gesundheitszustand und mögliche Wechselwirkungen mit anderen Medikamenten zu berücksichtigen. Die Absprache mit einem Arzt gewährleistet eine sichere und wirksame Anwendung, die auf die persönlichen gesundheitlichen Bedürfnisse zugeschnitten ist.

Auch die Lichttherapie, bei der künstliches Licht eingesetzt wird, um die innere Uhr zu regulieren, gilt als wirksame medizinische Behandlung von Störungen des zirkadianen Rhythmus. Sie wird auch Phototherapie genannt, ahmt das natürliche Sonnenlicht nach und beeinflusst so beispielsweise die körpereigene Produktion von Melatonin. Sich hellem Licht zu geeigneten Zeiten auszusetzen, kann dazu beitragen, die innere Uhr zu regulieren, und das führt zu besserem Schlaf und besserer Stimmung. Die Lichttherapie kann nachweislich die Erschöpfungszustände (Fatigue) von Krebspatienten lindern, indem sie ihren zirkadianen Rhythmus reguliert, die Schlafqualität verbessert und das allgemeine Energieniveau erhöht. Studien haben gezeigt, dass die Exposition gegenüber hellem Licht zu bestimmten Tageszeiten die Schwere der krebsbedingten Müdigkeit deutlich verringern und damit die Lebensqualität der Patienten verbessern kann.

In der Lichttherapie kommen verschiedene Lichtarten zur Anwendung:

Lichtkästen: Dies sind die am häufigsten verwendeten Geräte für die Lichttherapie. Sie strahlen helles Licht aus, in der Regel mit einer Intensität von 10.000 Lux. Der Benutzer sitzt täglich etwa 20 bis 30 Minuten in der Nähe des Lichtkastens, normalerweise am Morgen. Es ist wichtig, nicht direkt in das Licht zu schauen, um eine Überanstrengung der Augen zu vermeiden.

Dämmerungssimulatoren: Diese Geräte ahmen einen natürlichen Sonnenaufgang nach und erhöhen allmählich die Lichtintensität, um den Benutzer sanft aufzuwecken. Sie werden oft als Wecker verwendet und können durch die morgendlichen Lichtimpulse zur Regulierung des Schlafverhaltens beitragen.

Blaulicht-Therapiegeräte: Diese strahlen speziell blaues Licht aus, das sich als besonders wirksam bei der Beeinflussung des zirkadianen Rhythmus erwiesen hat. Sie werden ähnlich wie Lichtkästen verwendet, jedoch aufgrund der Effizienz der spezifischen Wellenlänge oft nur für kürzere Zeiträume.

Vollspektrums-Glühbirnen: Diese Glühbirnen erzeugen ein Licht, das dem natürlichen Tageslicht sehr ähnlich ist. Sie können in Standardleuchten eingesetzt werden, um die Lichtverhältnisse zu Hause oder am Arbeitsplatz zu verbessern und so Wachsamkeit und Wohlbefinden zu fördern.

Lichttherapiegeräte liefern in der Regel Licht mit 2500 bis 10.000 Lux. Je höher die Luxzahl, desto kürzer ist die erforderliche Belichtungszeit. Wirksame Lichttherapiegeräte haben in der Regel eine Farbtemperatur von etwa 5000 bis 6500 Kelvin und erzeugen ein helles weißes Licht, das dem Tageslicht ähnelt. Viele Lichttherapiegeräte filtern ultraviolettes (UV-)Licht heraus, um Haut und Augen vor Schäden zu schützen.

Die Lichttherapie hat sich in zahlreichen Studien als wirksam erwiesen, um den zirkadianen Rhythmus zu regulieren. Sie gilt im Allgemeinen als sicher, doch sollten Anwender die Richtlinien des Herstellers befolgen und vorher einen Arzt konsultieren, besonders wenn sie an Augenkrankheiten leiden oder Medikamente einnehmen, die die Lichtempfindlichkeit erhöhen.

Lichttherapie wird häufig zur Behandlung von Erkrankungen wie der saisonal abhängigen Depression (Seasonal Affective Disorder, SAD), der verzögerten Schlafphasenstörung (Delayed Sleep Phase Disorder, DSPD), der familiären fortgeschrittenen Schlafphasenstörung (Familial Advanced Sleep Phase Disorder, FASPD) und der Schlafstörung bei Schichtarbeit (siehe Kasten auf Seite 85) eingesetzt. Diese Störungen unterscheiden sich von anderen psychiatrischen oder Schlafstörungen.

Mit dem zunehmenden Verständnis der zirkadianen Rhythmen und der Schlafphysiologie hat sich auch unsere Fähigkeit verbessert, diese Störungen wirksam zu diagnostizieren und zu behandeln. Durch die Simulation des natürlichen Sonnenlichts kann die Lichttherapie helfen, den Schlaf-Wach-Rhythmus zu regulieren, die Stimmung zu verbessern und das allgemeine Wohlbefinden zu steigern. Sie kann bei der Behandlung verschiedener Erkrankungen äußerst nützlich sein. Doch wie jede Behandlung kann sie auch Nebenwirkungen haben. Es ist wichtig, die Lichttherapie unter ärztlicher Aufsicht durchzuführen, um den richtigen Zeitpunkt, die Dauer und die Intensität der Lichtexposition zu bestimmen, um ihre Vorteile zu optimieren und diese Nebenwirkungen zu minimieren. Hier sind einige mögliche Nebenwirkungen:

- Überanstrengung der Augen und Sehprobleme: Die Exposition gegenüber hellem Licht kann zu Augenbeschwerden, Überanstrengung oder sogar vorübergehenden Sehstörungen führen. Eine längere Exposition ohne angemessenen Augenschutz kann besonders schädlich sein.
- Kopfschmerzen: Helles Licht kann bei manchen Menschen Kopfschmerzen auslösen, insbesondere wenn sie zu Migräne neigen.
- Übelkeit: Einigen Personen kann nach einer Lichttherapie-Sitzung übel werden, insbesondere wenn die Bestrahlung zu intensiv oder zu lang ist.
- Schlaflosigkeit: Ein falscher Zeitpunkt der Lichtexposition kann den Schlaf-Wach-Rhythmus stören, was zu Schwierigkeiten beim Einschlafen oder Durchschlafen führen kann.
- Reizbarkeit und Angstzustände: Bei manchen Menschen kann die Stimulation durch helles Licht zu erhöhter Reizbarkeit oder zu Angstzuständen führen.
- Hautreizung: Bei Behandlungen mit ultraviolettem (UV-) Licht besteht die Gefahr von Hautreizungen oder sogar Verbrennungen, ähnlich wie bei übermäßiger Sonneneinstrahlung.

- Manie: Bei Menschen mit bipolarer Störung kann die Lichttherapie möglicherweise manische oder hypomanische Episoden auslösen, insbesondere wenn sie nicht ordnungsgemäß überwacht wird.
- Photophobie: Die Lichtempfindlichkeit kann zunehmen, sodass es unangenehm ist, sich in hell erleuchteten Umgebungen oder im Freien aufzuhalten.

Diese Nebenwirkungen machen deutlich, wie wichtig die ärztliche Überwachung der Lichttherapie ist, denn Zeitpunkt, Dauer und Intensität der Lichtexposition können dann auf die Bedürfnisse und den Zustand jedes Einzelnen zugeschnitten werden.

Definition verschiedener zirkadian bedingter Schlafstörungen

Saisonal abhängige Depression (Seasonal Affective Disorder, SAD): Hierbei handelt es sich um eine Form der Depression, die zu einer bestimmten Jahreszeit auftritt, in der Regel in den Wintermonaten, wenn das Tageslicht kürzer ist. Zu den Symptomen gehören Stimmungstiefs, Energielosigkeit, veränderte Schlafgewohnheiten und Konzentrationsschwierigkeiten. SAD wurde erstmals in den 1980er-Jahren beschrieben und diagnostiziert, vor allem in Regionen mit langen Winternächten, in denen die Menschen in den dunklen Monaten depressive Symptome zeigten.

Verzögertes Schlafphasensyndrom (Delayed Sleep Phase Disorder, DSPD): Bei dieser Störung verschiebt sich der Schlaf-Wach-Rhythmus einer Person, sodass sie Schwierigkeiten hat, zur gewohnten Schlafenszeit einzuschlafen, und morgens nur schwer wieder aufwacht. Das kann sich auf die Bewältigung der täglichen Aktivitäten und Aufgaben auswirken. Menschen mit dieser Störung ziehen es oft vor, lange aufzubleiben und auszuschlafen. Die verzögerte Schlafphasenstörung ist schon seit geraumer Zeit bekannt, wurde aber erst im späten 20. Jahrhundert offiziell klassifiziert und benannt, als Forscher begannen, mehr über zirkadiane Rhythmen und Schlafstörungen herauszufinden.

Familiäres vorverlagertes Schlafphasensyndrom (Familial Advanced Sleep Phase Syndrome, FASPS): Bei der FASPS hingegen ist der Schlaf-Wach-Zyklus genetisch bedingt im Vergleich zum typischen Zeitplan früher. Menschen mit FASPS neigen dazu, früher einzuschlafen und aufzuwachen als die meisten Menschen. Sie gehen oft mehrere Stunden früher ins Bett und wachen früher auf als gewünscht. Auch dies kann den Tagesablauf stören und zu Schwierigkeiten bei der Anpassung an soziale oder berufliche Termine führen.

Schlafstörung durch Schichtarbeit: Diese Störung tritt auf, wenn der Arbeitsplan eines Menschen mit dem natürlichen Schlaf-Wach-Rhythmus des Körpers kollidiert, etwa wenn er nachts arbeitet oder Wechselschichten hat. Zu den Symptomen gehören Schlafschwierigkeiten, übermäßige Schläfrigkeit und Müdigkeit. Die Schlafstörung bei Schichtarbeit wird seit Jahrhunderten beobachtet, wurde aber erst im späten 20. Jahrhundert offiziell als eigenständige Störung anerkannt, als die Häufigkeit der Schichtarbeit zunahm und Forscher begannen, ihre Auswirkungen auf Gesundheit und Wohlbefinden zu untersuchen.

Nicht medizinische Eingriffe konzentrieren sich auf Änderungen des Lebensstils und Anpassungen der Umwelt. Der Lebensstil ist ein wichtiger Faktor für die zirkadiane Gesundheit und bezieht sich auf die individuellen täglichen Aktivitäten, einschließlich Essen und Fasten, Aktivität (Arbeit, Haushalt, Freizeit) und Ruhe sowie Schlaf-Wach-Routinen. Es gibt immer wieder spannende neue Aspekte, die eine robuste zirkadiane Uhr mit einem gesunden Lebensstil in Verbindung bringen. Dazu gehören auch die Einflüsse der Ernährung und die Verbesserung der sportlichen Leistung, wenn die individuelle zirkadiane Dynamik zum Beispiel bei der Planung des Trainings berücksichtigt wird. Unsere eigenen optimalen täglichen Arbeits-, Ess- und Schlafenszeiten werden aus verschiedenen Gründen wie Schichtarbeit, Reisen und Stress so häufig verändert, dass es zu einer kontinuierlichen Störung unserer Routinen kommt, etwa der Ess- oder Schlafzeiten. Dies kann auf lange Sicht schwerwiegende Folgen für unsere Gesundheit haben.

Wie bereits erwähnt, gibt es mehrere Möglichkeiten, die Störungen des zirkadianen Rhythmus zu korrigieren, aber auch zu vermeiden. Dazu gehören die Einhaltung eines konsequenten Schlafrhythmus, die Optimierung der Exposition gegenüber natürlichem Licht während des Tages und die Verminderung der Einwirkung von blauem Licht durch Bildschirme vor dem Schlafengehen. So wurde zum Beispiel eine spezielle Bio-Beleuchtung bei Überseeflügen eingeführt, um den Jetlag (siehe Seite 191) zu verhindern.

Neben dem Licht tragen verschiedene äußere Einflüsse, die sogenannten Zeitgeber, zur Regulierung unserer zirkadianen Rhythmen bei. Mahlzeiten spielen eine wichtige Rolle, denn regelmäßige Essenszeiten beeinflussen Stoffwechselprozesse und die Zeiteinstellung unserer inneren Uhr. Eine Anpassung der Ernährung, beispielsweise durch die zeitliche Abstimmung der Mahlzeiten auf den natürlichen Rhythmus des Körpers, kann von Vorteil sein. Auch Kaffee kann aufgrund seines Koffeingehalts das Schlafverhalten und die Wachsamkeit beeinflussen und unseren Schlaf-Wach-Rhythmus möglicherweise verzögern, wenn er zu spät am Tag getrunken wird.

Körperliche Aktivität ist ein weiterer wichtiger Zeitgeber: Regelmäßige Bewegung kann dazu beitragen, unseren zirkadianen Rhythmus zu synchronisieren, was die Schlafqualität und die allgemeine Gesundheit verbessert.

Die Schaffung einer schlaffreundlichen Umgebung mit einem dunklen, kühlen und ruhigen Schlafzimmer trägt zu einer besseren Schlafqualität bei. Diese auf die individuellen Bedürfnisse zugeschnittenen Maßnahmen spielen eine entscheidende Rolle bei der Minimierung der zirkadianen Störung und verbessern so die allgemeine Gesundheit und das Wohlbefinden. Im Kapitel »Deine Chrono-Strategie« (ab Seite 126) werden wir diese täglichen Routinen genauer untersuchen und herausfinden, wie wir unseren 24-Stunden-Tag mit unserer zirkadianen Uhr in Einklang bringen können.

CHRONOTHERAPIE GEGEN KRANKHEITEN

Die Chronotherapie, also die strategische zeitliche Abstimmung von Medikamenten oder Therapien auf die zirkadianen Rhythmen des Körpers, wird auch bei der Behandlung bestimmter Erkrankungen eingesetzt. Sie kann nicht nur bei der Krebsbehandlung (siehe Seite 117), sondern auch bei vielen anderen Krankheiten, die mit der zirkadianen Regulierung oder besser deren Fehlen zusammenhängen, die Wirksamkeit der Behandlung und die Ergebnisse für die Patienten verbessern.

In der Kardiologie wird die Chronotherapie eingesetzt, um den Zeitpunkt der Einnahme von Blutdruckmedikamenten zu optimieren und so das Risiko von Herzinfarkten und Schlaganfällen zu verringern. In der Psychiatrie trägt sie dazu bei, Stimmungsstörungen wie Depressionen und bipolare Störungen zu verbessern, indem sie den Schlafrhythmus und die zeitliche Abstimmung der Medikamente reguliert. Bei Asthma kann die Anpassung der Behandlung an die zirkadianen Muster der Lungenfunktion die Wirksamkeit der Medikamente und die Kontrolle der Symptome verbessern. Darüber hinaus wird die Chronotherapie für das Diabetesmanagement erforscht, um die Insulinverabreichung zu optimieren und den Blutzuckerspiegel besser zu kontrollieren.

Es stellt sich die Frage, wie wir unsere zahlreichen inneren Uhren miteinander und mit der Außenwelt synchronisieren, und was passiert, wenn diese Synchronisation gestört wird. Ich (AR) traf mich mit zwei Kollegen, Henrik Oster (HO), mit dem ich auf Seite 29 bereits gesprochen habe, und Monika Rau (MR), Medizinerin und Expertin für Lebergesundheit und zirkadiane Rhythmen, um genau diese Fragen zu diskutieren.

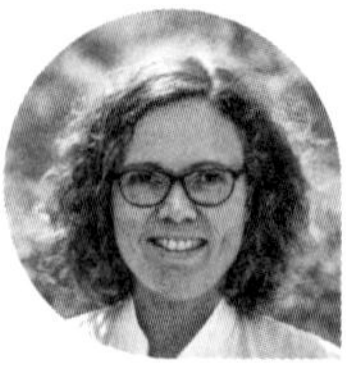

PD Dr. Monika Rau (MR) ist Privatdozentin, Internistin, Gastroenterologin und Oberärztin an der Universitätsklinik Würzburg. Sie ist auch Ernährungsmedizinerin und behandelt täglich Patienten mit unterschiedlichen Formen und Stadien der Lebererkrankung, die häufig mit Ernährungsproblemen einhergehen. Ernährungsbasierte Interventionen und die Berücksichtigung der zirkadianen Rhythmen der Patienten sind eine der innovativen Therapien, die sie erforscht.

AR: Wie werden das zirkadiane System und unsere vielen Uhren im Körper koordiniert, welche Folgen hat ein Verlust der Synchronisation, und wie kann sich dies auf die allgemeine Gesundheit und das Wohlbefinden auswirken?

HO: Quasi jede Zelle unseres Körpers hat eine eigene innere Uhr. Eine Zentraluhr im Gehirn, im sogenannten Hypothalamus, sorgt dafür, dass alle diese Uhren dieselbe Zeit anzeigen und dass diese mit der äußeren Zeit übereinstimmt. Wichtigstes Zeitsignal dafür ist das Sonnenlicht, welches vom Auge direkt an die Zentraluhr weitergleitet wird und diese mit dem Tag-Nacht-Rhythmus synchronisiert. Wie genau die Uhren im Körper miteinander kommunizieren, ist noch nicht gut verstanden. Hormone wie das Melatonin oder das Cortisol spielen dabei aber eine wichtige Rolle. Melatonin ist ein Signal für die Nacht, während Cortisol immer morgens besonders stark ausgeschüttet wird. Sind die Uhrenrhythmen gestört, arbeiten die einzelnen Organe im Körper nicht mehr ideal zusammen. So ist normalerweise tagsüber das Verdauungssystem auf die Verarbeitung von Nahrung und Speicherung von Energie eingestellt. Nachts dagegen sind Regenerationsprozesse besonders aktiv. Ist die Feinabstimmung gestört, kann aufgenommene Nahrung nicht optimal verarbeitet werden oder das Immunsystem ist weniger effektiv in der Abwehr von Krankheitserregern. Dies kann die Entwicklung damit verbundener Krankheiten begünstigen.

AR: Was sind die Auswirkungen von Schichtarbeit und Jetlag auf den zirkadianen Rhythmus des Körpers?
HO: Schichtarbeit und Jetlag vereint, dass beide dafür sorgen, dass bei den Betroffenen innere (zirkadiane) und äußere (Uhr-)Zeit nicht mehr übereinstimmen. Beim Jetlag ist das die Folge des Zeitzonenwechsels. Die innere Uhr braucht ein paar Tage, um die Zeitverschiebung aufzuholen. In dieser Zeit fühlen wir uns matt und leiden unter Schlaf- und Stoffwechselstörungen. Schichtarbeit dagegen sorgt dafür, dass wir gegen unsere innere Uhr (und die äußere Zeit) aktiv sind, schlafen und anderen Zeitsignalen wie Licht und Nahrung ausgesetzt sind. Diese Störung tritt wiederholt und oft über Jahrzehnte hinweg auf. Die gesundheitlichen Folgen sind deshalb auf Dauer deutlich gravierender.

AR: Und welche Strategien können die Betroffenen anwenden, um die negativen Auswirkungen dieser Störungen zu mildern?
HO: Jetlag lässt sich effektiv dadurch verkürzen, dass man Zeitsignale am Zielort nutzt – indem man zum Beispiel tagsüber viel Sonne tankt oder den Essensrhythmus möglichst schnell auf die neue Zeit anpasst – um die innere Uhr in ihrer Resynchronisation zu unterstützen. Bei Schichtarbeit kann man die

Störungen allenfalls etwas dämpfen, indem man zum Beispiel nach Möglichkeit die Schichtform wählt, die am besten zum eigenen Chronotyp passt (zum Beispiel die Frühschicht bei Lerchen). Mit gezielter Lichtexposition lässt sich die innere Uhr etwas nach vorn oder hinten verstellen. Eine vollständige Anpassung an einen Wechselschichtrhythmus wird man so aber kaum erreichen können.

AR: Wie tragen Störungen der körpereigenen Uhr, ob durch äußere Faktoren wie Schichtarbeit oder innere Faktoren wie das Altern, zu hormonellen Störungen und Ungleichgewichten bei?

HO: Viele Hormone zeigen zirkadiane Rhythmen in ihrer Ausschüttung. So wird besonders viel Cortisol in den frühen Morgenstunden gebildet, Melatonin und Wachstumshormone werden dagegen ausschließlich nachts ausgeschüttet. Ist das zirkadiane System gestört, betrifft das auch die Hormonrhythmen. Das Zusammenspiel zwischen unterschiedlichen Hormonen sowie deren Wirkung am Zielort ist beeinträchtigt. Dies kann Alterungsprozesse beschleunigen, weil nächtliche Regenerationsprozesse nicht mehr optimal ablaufen oder Entzündungsprozesse dereguliert werden.

MR: Die Veränderungen im Hormonkreislauf haben wiederum erheblichen Einfluss auf sämtliche Stoffwechselprozesse und unterschiedliche Organfunktionen wie beispielsweise die Stoffwechselprozesse in der Leber.

AR: Welche Rolle spielt die zirkadiane Uhr in der Leber? Kann eine Störung der zirkadianen Uhr zu einer Beeinträchtigung der Leberfunktion führen und welche Auswirkungen hat eine Dysregulierung dieser Uhr auf die Funktion des gesamten Organismus?

MR: Die Leber ist unser wichtigstes Stoffwechselorgan, da es eine zentrale Rolle im Kohlenhydrat-, Fett- und Eiweißstoffwechsel hat. Sämtliche dieser physiologischen Prozesse unterliegen einer zirkadianen Rhythmik. Beispielsweise wird die Zirkulation der Glukose zwischen den Leberzellen und dem Blutkreislauf oder auch die Speicherung von Kohlenhydraten in Form von Glykogen in der Leber über zirkadiane Rhythmen kontrolliert. Der wichtigste Zeitgeber für die Leber ist die Nahrungsaufnahme. Eine Störung der zirkadianen Rhythmik durch Nahrungsaufnahme in der Ruhephase kann zu Stoffwechselstörungen führen. Schichtarbeit, chronischer Stress, Bewegungsmangel oder eine Nahrungsaufnahme zur Nacht sind Störfaktoren der zirkadianen Rhythmik, die beispielsweise mit einem erhöhten Auftreten von Diabetes mellitus Typ 2, Fettleibigkeit und der metabolischen Fettlebererkrankung einhergehen.

AR: Wie lassen sich diese Krankheiten beschreiben, die mit einer zirkadianen Dysregulation in der Leber einhergehen, und was können wir tun, um sie zu vermeiden?
MR: Die metabolische Fettlebererkrankung (Metabolisch dysfunktionsassoziierte steatotische Lebererkrankung, MASLD), die bis vor Kurzem auch als nicht alkoholische Fettlebererkrankung (NAFLD) bezeichnet wurde, ist die häufigste chronische Lebererkrankung und eng mit dem metabolischen Syndrom, das heißt Diabetes mellitus, Fettleibigkeit, hohem Blutdruck und Fettstoffwechselstörungen, verbunden. Eine Störung der zirkadianen Rhythmik ist auch bei der Entwicklung der MASLD von Bedeutung, da Schichtarbeiter ein höheres Risiko für die Entwicklung einer MASLD aufweisen. In experimentellen, das heißt präklinischen Studien konnte gezeigt werden, dass eine Störung der zirkadianen Rhythmik mit einem Risiko für eine MASLD und sogar der Entwicklung eines Leberzellkrebses einhergehen kann.

Um einen gesunden zirkadianen Rhythmus aufrechtzuerhalten, sollten wir daher versuchen, einen regelmäßigen Schlafrhythmus einzuhalten, indem wir jeden Tag zur gleichen Zeit ins Bett gehen und aufstehen, auch am Wochenende. Der Kontakt mit natürlichem Licht während des Tages kann dazu beitragen, die innere Uhr des Körpers zu regulieren. Deshalb ist es von Vorteil, sich tagsüber im Freien aufzuhalten. Abends sollten wir uns künstlichem Licht, insbesondere blauem Licht von Bildschirmen, möglichst wenig aussetzen, da es die Melatoninproduktion beeinträchtigt und so den Schlaf stört. Außerdem sollten schwere Mahlzeiten, Koffein und anstrengende sportliche Betätigung kurz vor dem Schlafengehen vermieden werden, weil auch sie den Schlafrhythmus stören können. Eine entspannende Routine vor dem Schlafengehen und eine angenehme und schlaffördernde Schlafumgebung können ebenfalls dazu beitragen, einen gesunden zirkadianen Rhythmus zu fördern. Ein gesunder Lebensstil mit einem regelmäßigen Schlaf-Wach-Rhythmus und regelmäßigen Mahlzeiten über den Tag verteilt sowie ausreichender körperlicher Aktivität empfiehlt sich also, um den zirkadianen Rhythmus nicht zu stören und uns gesund zu halten.

AM ZEITLICHEN LIMIT: BERUFSGRUPPEN MIT CHRONISCHEM JETLAG

In unserer schnelllebigen, globalisierten Welt erfordern bestimmte Berufe eine Verfügbarkeit rund um die Uhr, was häufig zu einem Zustand führt, der als chronischer Jetlag bekannt ist. Dieser Begriff, der typischerweise mit häufigen Fernreisen in Verbindung gebracht wird, wird jetzt zunehmend verwendet, um den andauernden Zustand der Störung des zirkadianen Rhythmus zu beschreiben, den Schichtarbeiter, Angehörige der Gesundheitsberufe, Rettungskräfte und viele andere erleben, deren Arbeitszeiten mit ihrem natürlichen Schlaf-Wach-Rhythmus in Konflikt stehen. Im Gegensatz zu der vorübergehenden Desorientierung, die Reisende erleben, handelt es sich bei chronischem Jetlag um eine anhaltende Fehlanpassung der inneren zirkadianen Uhr eines Menschen an die äußere Umgebung, die schwerwiegende und anhaltende gesundheitliche Folgen hat.

Wie in Kapitel 1 erläutert, steuert der zirkadiane Rhythmus des Menschen zahlreiche physiologische Prozesse wie Schlaf, Hormonausschüttung, Verdauung und Stimmungsregulation. Er wird hauptsächlich durch den Hell-Dunkel-Zyklus synchronisiert. Wenn dieser Rhythmus wiederholt gestört wird, wie es bei vielen Schichtarbeitssituationen der Fall ist, kämpft der Körper um die Aufrechterhaltung der Homöostase[26]. Zu den unmittelbaren Auswirkungen gehören, wie im vorherigen Abschnitt beschrieben, Schlafstörungen, chronische Müdigkeit und kognitive Beeinträchtigungen, die die Gesamtproduktivität verringern und das Risiko von Arbeitsunfällen erhöhen. Die langfristigen Folgen sind jedoch noch alarmierender.

Studien haben immer wieder gezeigt, dass eine chronische Störung des zirkadianen Rhythmus zu einer Vielzahl ernsthafter gesundheitlicher Probleme führen kann. Herz-Kreislauf-Erkrankungen wie Bluthochdruck und Herzinfarkte treten bei Menschen mit gestörtem Schlafrhythmus deutlich häufiger auf. Auch Stoffwechselstörungen wie Fettleibigkeit und Diabetes sind weit verbreitet, da unregelmäßige Essenszeiten und schlechte Schlafqualität die Stoffwechselprozesse stören. Darüber hinaus gibt es immer mehr Hinweise darauf, dass Schichtarbeit mit einem erhöhten Risiko für bestimmte Krebsarten, insbesondere Brust- und Prostatakrebs, in Verbindung steht, was wahrscheinlich neben anderen Faktoren auch auf die Unterdrückung von Melatonin durch nächtliche Lichtexposition zurückzuführen ist. Dieses Hormon besitzt nämlich auch krebshemmende Eigenschaften.

Auch die psychische Gesundheit wird durch chronischen Jet-

26 Homöostase ist der Prozess, durch den ein biologisches System trotz Veränderungen in der äußeren Umgebung stabile innere Zustände aufrechterhält.

lag stark beeinträchtigt. Anhaltender Schlafmangel und unregelmäßige Arbeitszeiten können Ängste und Depressionen verschlimmern, die kognitiven Funktionen beeinträchtigen und das Risiko der Entwicklung neurodegenerativer Erkrankungen wie Alzheimer erhöhen. Die sozialen Auswirkungen sind ebenso gravierend, da unregelmäßige Arbeitszeiten oft zu sozialer Isolation und angespannten Beziehungen führen, was Stress und psychische Probleme noch verstärkt.

Darüber hinaus gehen die negativen Auswirkungen des chronischen Jetlags über den Einzelnen hinaus. Das Gesundheitssystem wird durch das vermehrte Auftreten von chronischen Krankheiten bei Schichtarbeitern stärker belastet. Produktivitätsverluste und Fehler am Arbeitsplatz haben weitere Auswirkungen auf die Wirtschaft, während die Sicherheitsrisiken, die von übermüdeten Arbeitnehmern ausgehen, katastrophale Folgen haben können, insbesondere in Bereichen, in denen viel auf dem Spiel steht, wie in Krankenhäusern, im Transportwesen, bei Rettungsdiensten und vielen anderen.

Eine weitere Gruppe, die oft ignoriert wird und ständig unter chronischem Jetlag leidet, sind Teenager. Als Mutter zweier (natürlich wunderbarer) Teenager/junger Erwachsener bin ich mir dieser Situation, die leicht zu vermeiden wäre, durchaus bewusst. Das Problem des frühen Schulbeginns, der mit dem natürlichen zirkadianen Rhythmus von Teenagern kollidiert, wird zunehmend als ein bedeutendes Problem mit weitreichenden Folgen erkannt. Bei Jugendlichen kommt es in der Pubertät in der Regel zu einer Verschiebung des Schlaf-Wach-Rhythmus, sodass sie von Natur aus dazu neigen, nachts länger aufzubleiben und morgens nicht so früh aufzustehen. In den meisten Schulen beginnt der Unterricht jedoch früh am Morgen, sodass Jugendliche gezwungen sind, zu einer Zeit aufzuwachen und zur Schule zu gehen, in der ihr Körper biologisch auf Schlaf programmiert ist. Diese Diskrepanz zwischen den Schulplänen und dem zirkadianen Rhythmus kann zu einer Reihe negativer Folgen führen, darunter chronischer Schlafmangel, verminderte schulische Leistungen, beeinträchtigte kognitive Funktionen, Stimmungsstörungen und ein erhöhtes Risiko für psychische Probleme. Eine Anpassung der Schulstundenpläne an den zirkadianen Rhythmus von Teenagern könnte das allgemeine Wohlbefinden und die schulischen Leistungen dieser besonders anfälligen Bevölkerungsgruppe verbessern.

Es muss möglich sein, unsere Gesellschaft so einzurichten, dass sie nach einem gesünderen Tagesrhythmus lebt. Die Frage ist nur, wie Wissenschaft, politische Entscheidungsträger und das Gesundheitssystem dazu beitragen können, solche Maßnahmen umzusetzen. Ich traf mich mit Kerstin Cuhls (KC), einer Forscherin und Expertin für Zukunftsforschung und zirkadiane Rhythmen, und Thomas Kantermann (TK), den wir bereits auf Seite 29 kennengelernt haben und der ein Experte für zirkadiane Rhythmen, Schlaf und gesundheitliche Auswirkungen ist, zu einem Gespräch darüber, was wir als Gesellschaft tun können, um unsere zirkadiane Zeit in unser tägliches Leben zu integrieren.

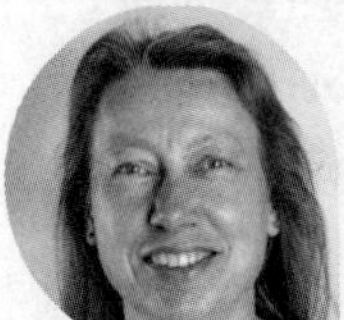

Prof. Dr. Kerstin Cuhls (KC) ist am Fraunhofer-Institut für System- und Innovationsforschung ISI in Karlsruhe als Projektleiterin im Competence Center Foresight tätig. Sie ist Professorin für Japanologie an der Universität Heidelberg, unterrichtet Foresight (Zukunftsforschung) an der Freien Universität Berlin, der Bundesakademie für Sicherheitspolitik in Berlin und der Universität Strasbourg. Ihre Forschungsgebiete sind Foresight und Zeit, zirkadiane Rhythmen, Food Systems und geopolitische Instabilitäten.

AR: Wie können Initiativen im Bereich der öffentlichen Gesundheit Einzelpersonen und Gemeinschaften wirksam darüber aufklären, wie wichtig es ist, den Tagesablauf mit den natürlichen zirkadianen Rhythmen in Einklang zu bringen, wenn wir bedenken, dass der moderne Lebensstil von den natürlichen Hell-Dunkel-Zyklen abweicht?

TK: Erfolgreiche Initiativen der Gesundheitsaufklärung sind zielgruppenspezifisch. Es geht im Kern um Änderungen von Verhaltensmustern durch Training, Lernen oder Anreizeschaffen. Je älter Menschen werden, desto schwieriger sind oftmals Veränderungen und desto länger können Anpassungen des Verhaltensrepertoires dauern. Um sich zu informieren, nutzen jüngere Menschen tendenziell eher (kurze) Videos mit spielerischem Zugang und weniger Literatur. Geht es um Verhalten im beruflichen oder schulischen Kontext, dann sind es oft Verhandlungsprozesse oder es obliegt der jeweiligen Leitung, entsprechende Freiheitsgrade zur Verhaltensanpassung zu ermöglichen. Häufig sind auch neue Regeln im Umgang miteinander notwendig. Wichtig ist hierbei das Rollenverständnis, neue Verhaltensweisen entsprechend einüben zu können und aktiv selbst vorzuleben. Eine Mischung aus Legitimation, Information, Training, Literaturbereitstellung, virtuellen 24/7-Angeboten und persönlicher Interaktion zwischen Akteuren ist essenziell. Entsprechend der Zielgruppen muss dieses Angebot angepasst werden.

AR: Welche Maßnahmen und Praktiken können am Arbeitsplatz, in Schulen und in der Stadtplanung umgesetzt werden, um einen gesünderen zirkadianen Rhythmus zu ermöglichen und zu fördern, zum Beispiel flexible Arbeitszeiten, optimierte Lichtverhältnisse und schlaffreundliche Schulpläne?

KC: Politik sollte mehr Flexibilität beim zeitlichen Start von Schule oder Arbeit fördern und entsprechende Regulationen anpassen: Ein einfaches Beispiel ist ein Bürobetrieb, der Beschäftigten freistellt, morgens einen Wecker zu benutzen oder nicht (um Gleitzeit besser zu leben und zu fördern), auch auf die Gefahr hin, dass der eine oder die andere zu spät erscheint. In Kliniken könnte in der Betriebsvereinbarung festgeschrieben sein, dass bei der Planung der Arbeitszeiten Rücksicht auf den individuellen Chronotyp (zum Beispiel »Eule« oder »Lerche«) genommen wird, sofern das Personal diesen preisgeben möchte. Schulen brauchen den Freiraum und auch Anreize, morgens den Unterricht nach draußen zu verlegen, adaptive Beleuchtung zu installieren oder wenigstens ab den 5. Klassen den Unterricht 30 bis 60 Minuten später als heute beginnen zu lassen. Hilfreich wäre Gleitzeit für Schüler:innen einzuführen oder in den ersten drei bis vier Schulstunden auf Klausuren zu verzichten. Initiativen gehen bisher oftmals von Einzelpersonen aus, die Möglichkeiten zur Veränderung schaffen können und eine starke intrinsische Motivation mitbringen. Sie könnten und sollten aber auch Bestandteil von Politik oder Regulation sein.

AR: Wie kann Technologie genutzt werden, um uns in die Lage zu versetzen, unseren zirkadianen Rhythmus im Alltag zu kontrollieren und zu optimieren, und welche Rolle spielen tragbare Geräte und mobile Anwendungen bei der Förderung des Bewusstseins und der Verhaltensänderung hin zu einem gesünderen Schlaf-Wach-Rhythmus?

KC: Es gibt am Markt zahlreiche mobile Geräte (zum Beispiel in Form von Armbanduhren oder Fingerringen), die Bewegungsmuster und Körpersignale aufzeichnen können. Ergänzt wird dies oftmals über Apps, die das händische Eintragen von Uhrzeiten (zum Beispiel Schlaf oder Nahrungsaufnahme) und beispielsweise Bewertungen des Befindens vereinfachen. Mobile Lichtbrillen kommunizieren mit ihren Benutzenden ebenfalls über Apps. Diese Art der automatisierten Datensammlung wird stetig verfeinert, erlaubt immer mehr automatisierte Auswertungen und nimmt die Benutzenden nach und nach aus der Interaktion mit Geräten heraus. Damit gibt es immer weniger unerwünschte Effekte wie Störung des Schlafs durch das messende Gerät. Manche Systeme steuern autark die Raumbeleuchtung oder Raumtemperatur und geben akustisch oder visuell Hinweise, zum Beispiel wann es Zeit ist, nach draußen zu gehen, das Licht auszuschalten, Kaffee zu trinken oder Sport zu treiben. Vieles davon steckt noch in den Kinderschuhen, der Fortschritt allerdings vollzieht sich schnell.

AR: Wie hoch sind die Kosten für unsere Gesellschaft, wenn wir die zirkadianen Rhythmen weiterhin ignorieren?

TK: Die monetären Kosten von Schlafmangel belaufen sich für die deutsche Bevölkerung geschätzt auf circa 60 Milliarden Euro pro Jahr (fast 1,6 Prozent des Bruttoinlandsproduktes). Kosten entstehen beispielweise dadurch, dass es Arbeitsverhältnisse gibt, die in ihrer Ausgestaltung die innere Uhr und den Schlaf derart herausfordern, dass Menschen krank werden. Für die Kosten der Behandlung kommt danach oftmals die Solidargemeinschaft auf – also wir alle. Die erhöhten Risiken für Störungen der Arbeitsfähigkeit und Gesundheit bleiben allerdings nicht allein bezogen auf das Individuum, sondern werden zum gesellschaftlichen Problem. Zum Beispiel sind müde Autofahrer auf der Autobahn ein Risiko für alle, egal ob Berufskraftfahrer oder Pendler. Wir möchten als Reisende im Luftverkehr ausgeschlafenes Flugpersonal – freundlich, hilfsbereit und ohne uns in Gefahr zu bringen. Wir erwarten als Gesellschaft, dass Menschen der Hilfs- und Rettungsdienste zu jeder Uhrzeit fit und leistungsfähig sind. Diese und andere Erwartungen kollidieren jedoch oft mit der biologischen Realität, die dem menschlichen Körper zeitliche Grenzen setzt. Unausgeschlafen und zu bestimmten ungünstigen Zeiten am Tag ist jeder und jede von uns wenig oder nicht leistungsfähig. Wir machen kostenträchtige Fehler, sind unfreundlich bis gereizt und weniger hilfsbereit. Die Kosten sind somit direkt und indirekt von gesamtgesellschaftlicher Relevanz.

Zusammenfassend lässt sich sagen, dass die Anforderungen einer 24/7-Gesellschaft zwar eine Arbeit rund um die Uhr erfordern, dass aber die gesundheitlichen Auswirkungen solcher Zeitpläne nicht ignoriert werden dürfen. Das Verständnis der tiefgreifenden Auswirkungen des chronischen Jetlags und der Störung des zirkadianen Systems ist entscheidend für die Entwicklung von Strategien zur Abschwächung dieser Auswirkungen. Dazu gehören die Förderung einer besseren Schlafhygiene, die Einführung flexiblerer Arbeitszeiten und die Erforschung von Maßnahmen wie Lichttherapie und Chronotherapie, die helfen, die innere Uhr des Körpers wieder in Einklang zu bringen. Nur wenn wir uns diesen Herausforderungen stellen, können wir hoffen, die Gesundheit und das Wohlbefinden derjenigen zu schützen, deren Arbeit unsere Gesellschaft rund um die Uhr am Laufen hält. Wir werden auf diese Bevölkerungsgruppen im Kapitel »Spezielle Herausforderungen in Alltag und Beruf« (ab Seite 176) zurückkommen und einige praktische Maßnahmen besprechen, die ihnen helfen können.

ZIRKADIANE RHYTHMEN, GESUNDES ALTERN UND LANGLEBIGKEIT

Jede Sekunde werden wir eine Sekunde älter – das ist eine unveränderliche Tatsache des Lebens. Zwar können wir mit unserem heutigen Wissen die Uhr des Alterns nicht zurückdrehen, aber wir können durchaus beeinflussen, wie wir altern. Es kommt also weniger darauf an, wie alt wir sind, sondern mehr darauf, wie alt wir uns fühlen, und auch hier spielt unser zirkadianer Rhythmus eine wichtige Rolle.

Unser zirkadianer Rhythmus regelt unseren Schlaf-Wach-Rhythmus, die Hormonausschüttung und viele andere lebenswichtige Körperfunktionen. Wenn er mit unserem Leben im Einklang ist, fühlen wir uns in der Regel energiegeladener, wacher und jugendlicher. Ist er hingegen gestört – durch schlechte Schlafgewohnheiten, unregelmäßige Zeitpläne oder andere Faktoren –, fühlen wir uns oft älter und weniger lebendig. Einfache Änderungen wie ein konstanter Schlafrhythmus, der Aufenthalt in natürlichem Licht während des Tages und der Verzicht auf Bildschirme vor dem Schlafengehen können dazu beitragen, dass unsere innere Uhr gleichmäßig tickt. Auf diese Weise können wir unser allgemeines Wohlbefinden steigern und uns jünger fühlen, unabhängig davon, was auf unserer Geburtsurkunde steht.

Während unsere Gene (unter normalen Bedingungen) unveränderlich sind, können Mechanismen auf molekularer Ebene beeinflussen, welche Gene aktiviert und welche abgeschaltet werden. Der relativ junge Forschungszweig, der diese Dynamik untersucht, wird Epigenetik genannt. Er untersucht, was die Aktivität von Genen auf zellulärer Ebene steuert. Nur weil wir ein bestimmtes Gen haben, heißt das nicht, dass es auch aktiviert (exprimiert) wird, und Gene, die früher aktiv waren, können im Laufe unseres Lebens auch unterdrückt werden. Die gute Nachricht ist: Wir können diesen Prozess aktiv beeinflussen!

Die Epigenetik erforscht verschiedene Mechanismen, die bestimmen, ob und wann Gene aktiviert werden, darunter die DNA-Methylierung. Das ist ein einfacher Prozess, bei dem der Körper sogenannte Methylgruppen verwendet, Teile von Molekülen, die überall im Körper zu finden sind. Wenn sich Methylgruppen an eine DNA-Sequenz binden, werden die darunter liegenden Gene deaktiviert. Obwohl die Gene selbst durch die Methylierung nicht verändert werden, wird ihre Aktivität beeinträchtigt.

Während des Alterungsprozesses korrelieren erkennbare Muster in der DNA-Methylierung stark mit unserem chronologischen Alter. Das bedeutet, dass mit zunehmendem Alter die Wahrscheinlichkeit steigt, dass bestimmte Gene deaktiviert werden, während zuvor deaktivierte Gene (wieder) aktiv werden. Das Ausmaß dieses Prozesses lässt sich anhand epigenetischer Marker bestimmen. Daher kann sich unser biologisches Alter, das durch diese Marker bestimmt wird, von unserem chronologischen Alter unterscheiden.

In jüngeren Jahren steuert die DNA-Methylierung Gene, die Krankheiten wie Krebs fördern können. Mit zunehmendem Alter ändert sich das Epigenom und erhöht die Wahrscheinlichkeit, dass solche Gene nicht so reguliert werden, wie sie sollten. Das wiederum erhöht das Risiko von Krebs und anderen chronischen Krankheiten. Bei Menschen, deren epigenetisches Alter niedriger ist als ihr chronologisches Alter, verläuft der Alterungsprozess langsamer. Das ist oft auf verschiedene günstige Faktoren zurückzuführen.

Zirkadiane Rhythmen, Epigenetik und Alterung sind bei der Regulierung unserer biologischen Prozesse eng miteinander verbunden. Die zirkadianen Rhythmen, die unseren Schlaf-Wach-Rhythmus und andere tägliche physiologische Funktionen steuern, können epigenetische Veränderungen wie die DNA-Methylierung beeinflussen. Diese epigenetischen Veränderungen spielen wiederum eine entscheidende Rolle im Alterungsprozess, weil sie die Genaktivität regulieren. Mit zunehmendem Alter kann die zirkadiane Regulierung der Genexpression gestört werden, was zu Veränderungen im Epigenom führt, die den Alterungsprozess beschleunigen und das Risiko altersbedingter Krankheiten erhöhen können. Das Verständnis dieser Zusammenhänge kann Aufschluss darüber geben, wie Lebensstilmaßnahmen den Alterungsprozess verlangsamen und die allgemeine Gesundheit verbessern können.

Das Altern ist im Allgemeinen mit einer Schwächung des zirkadianen Rhythmus verbunden. Wenn wir uns unseren 24-Stunden-Zirkadian-Rhythmus wie eine Welle mit einer bestimmten Höhe (der zirkadianen Amplitude, siehe Seite 75) und einer bestimmten Zeit, zu der der Höhepunkt der Welle auftritt (der zir-

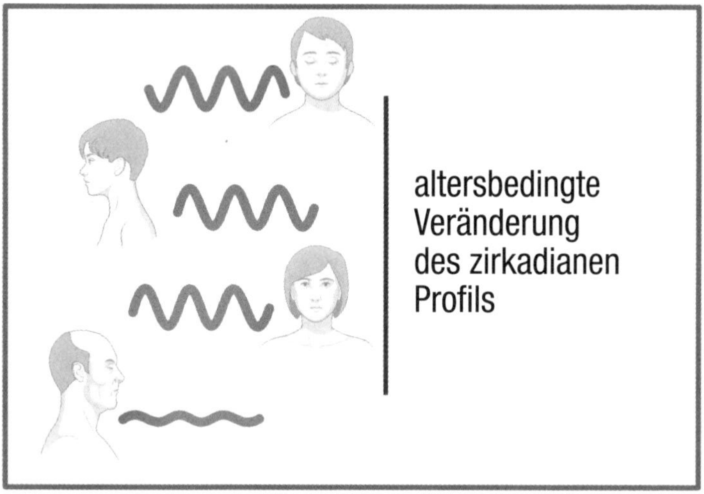

Der zirkadiane Rhythmus wird durch das Alter beeinflusst. Jugendliche weisen typischerweise eine spätere und Erwachsene eine frühere Phase auf. Im Alter nimmt die Amplitude ab.

kadianen Phase, siehe Seite 75), vorstellen, so verringert sich mit zunehmendem Alter die Höhe oder Amplitude unserer Welle, und der Zeitpunkt ihres Höhepunkts wird labiler und tritt mit zunehmendem Alter tendenziell früher ein.

Diese Veränderungen werden mit verschiedenen altersbedingten Krankheiten in Verbindung gebracht. Die zugrunde liegenden physiologischen und zellulären Prozesse können auf verschiedenen Ebenen ablaufen, beispielsweise durch einen gestörten Schlaf-Wach-Rhythmus, eine falsch getimte Hormonausschüttung (etwa Melatonin) oder biochemische Vorgänge (wie die Produktion von Antioxidantien).

Es gibt immer mehr wissenschaftliche Belege für die Beteiligung von Uhrgenen am Alterungsprozess und an verschiedenen damit verbundenen Krankheiten. Neueste Arbeiten haben die dem Alterungsprozess zugrunde liegenden Signalwege aufgeklärt und versprechen Eingriffsmöglichkeiten zur Verlängerung einer gesunden Lebensspanne. Eine Kalorienbeschränkung, die in verschiedenen Tiermodellen konsistent und reproduzierbar mit einer Verlängerung des Lebens in Verbindung gebracht wird, geht mit einer erhöhten zirkadianen Amplitude und damit einer Stärkung der zirkadianen Rhythmen einher. Diese Ergebnisse weisen auf die entscheidende Bedeutung der Chronobiologie bei der Bewältigung von Problemen des Alterns hin, angefangen bei der zirkadianen Uhr, die den Stoffwechsel steuert, bis hin zur Entwicklung von Geroprotektoren, umgangssprachlich als Anti-Aging-Wirkstoffe bezeichnet.

Das Verständnis der Merkmale des zirkadianen Rhythmus und ihre quantitative Bewertung anhand von Referenzwerten zu bestimmten Zeiten ist aus mehreren Gründen wertvoll:

- Erstens hilft es, zwischen den Auswirkungen der natürlichen Alterung und den Auswirkungen von Krankheiten oder Vorerkrankungen zu unterscheiden.
- Zweitens ermöglicht es, in den Rhythmusmerkmalen frühzeitig Veränderungen zu erkennen, die als Marker für erhöhte Gesundheitsrisiken dienen, bevor sich eine Krankheit bemerkbar macht. Oft besteht dann noch die Möglichkeit gegenzusteuern.
- Und schließlich ermöglicht es, vorbeugende oder therapeutische Maßnahmen individuell zu optimieren und so abzustimmen, dass ein gestörter zirkadianer Rhythmus wiederhergestellt und das allgemeine Wohlbefinden gesteigert wird.

Dieser Ansatz vermeidet auch irreführende Schlussfolgerungen, die sich aus der Analyse von Daten ergeben können, die zu festen Zeitpunkten erhoben wurden, da neben den Durchschnittswerten auch Veränderungen der Rhythmusamplitude und -phase berücksichtigt werden. Wir brauchen also präzise Methoden, um das Profil oder die Welle unserer zirkadianen Rhythmen zu messen (siehe »Neues aus der Forschung« ab Seite 117). Risiken rechtzeitig zu erkennen und die Behandlung zeitlich zu optimieren (Chronotherapie) ist das Ziel mehrerer laufender umfassender Studien, die sich auf das Wohlbefinden der Älteren konzentrieren, damit die Langlebigkeit nicht auf Kosten einer verminderten Lebensqualität erreicht wird.

Störungen des Tagesrhythmus gehören zu den frühesten Symptomen neurodegenerativer Erkrankungen wie der Alzheimer-, Parkinson- und Huntington-Krankheit. Während die Alzheimer-Krankheit in erster Linie das Gedächtnis und die kognitiven Fähigkeiten beeinträchtigt, wirkt sich die Parkinson-Krankheit vor allem auf die Bewegungen aus. Bei der Huntington-Krankheit kommt es zu einer Kombination aus motorischer Dysfunktion, kognitivem Abbau und psychiatrischen Symptomen (siehe Seite 107). Jede Krankheit hat eine andere Ursache und einen anderen Verlauf, aber alle führen bei den Betroffenen zu erheblichen Beeinträchtigungen. Es wird vermutet, dass die Fehlfunktion der molekularen Mechanismen des zirkadianen Systems eine entscheidende und möglicherweise sogar kausale Rolle bei der pathologischen Entwicklung spielen kann. Interessanterweise scheint die Verwendung von Zeitgebern (externe Signale zur Synchronisierung der Uhr) die Behandlung verschiedener neurodegenerativer Erkrankungen zu unterstützen. Mehrere Studien haben die positiven Auswirkungen einer Therapie mit hellem Licht auf Patienten mit neurodegenerativen Erkrankungen wie Parkinson und Alzheimer sowie bei Demenz gezeigt. So wurde in einer Studie festgestellt, dass helle Lichtexposition die Schlafqualität verbessert und das nächtliche Erwachen bei Patienten mit Alzheimer-Krankheit verringert. Aktuelle Metaanalysen (Übersichtsarbeiten) zu diesem Thema zeigen jedoch keine eindeutige Wirkung, was wahrscheinlich auf die geringe Anzahl von Patienten in den verschiedenen Studien zurückzuführen ist, die zu teilweise widersprüchlichen Ergebnissen führen.

Zusätzlich zu den herkömmlichen Behandlungen der Parkinson-Krankheit werden derzeit neue Ansätze zur Behandlung von Schlafproblemen entwickelt, von denen etwa 64 Prozent der Patienten betroffen sind. Mehrere Studien haben gezeigt, dass Lichttherapie zur Verbesserung des zirkadianen Rhythmus bei Parkinsonpatienten beiträgt, was zu einer Verbesserung der motorischen Funktion und der Stimmung führt. Lichttherapie verbessert nicht nur den Schlaf durch die Anpassung der körpereigenen zirkadianen Rhythmen, sondern mildert auch die schlafstörenden Auswirkungen von Dopaminbehandlungen, die üblicherweise bei Parkinson eingesetzt werden. Diese Therapie wirkt, indem sie die Hirnfunktion in Bezug auf Stimmung und Bewegung verbessert und die Freisetzung von Melatonin verringert. Die zusätzliche Einnahme von Melatonin kann zwar die Schlafqualität bei Parkinsonpatienten verbessern, scheint aber die Tagesmüdigkeit nicht zu verringern. Andere Strategien, wie hochintensives Training, können die Schlafqualität nachweislich verbessern. Bewegung am Morgen in Kombination mit Fasten in der Nacht und am Morgen kann das Fortschreiten der Krankheit verlangsamen, indem es mit den natürlichen Rhythmen des Körpers zusammenarbeitet, um die Gesundheit der Zellen zu verbessern.

Forschungsergebnisse deuten darauf hin, dass Störungen der zirkadianen Rhythmen zu Schlafstörungen beitragen und eine Rolle beim Fortschreiten von Parkinson spielen könnten. Die Konzentration auf Behandlungen, die auf diese Rhythmen abzielen, könnte dazu beitragen, die Krankheit in ihrem Frühstadium zu bekämpfen und ihre Entwicklung möglicherweise zu verlangsamen. Darüber hinaus zeigte eine Metaanalyse von randomisierten kontrollierten Studien, dass Demenzpatienten, die hellem Licht ausgesetzt waren, weniger Symptome von Depression und Unruhe zeigten. Diese Studien verdeutlichen, dass die Therapie mit hellem Licht die Lebensqualität von Menschen mit diesen Erkrankungen verbessern kann, indem sie deren Schlafmuster und allgemeines Wohlbefinden steigert. Sie könnte als unterstützende Therapie eingesetzt werden.

Neurodegenerative Erkrankungen: Beschreibung und Symptome

Alzheimer-Krankheit: neurodegenerative Störung, die durch den fortschreitenden Verlust von Gehirnzellen gekennzeichnet ist. Sie ist die häufigste Form von Neurodegeneration, die Gedächtnis, Denken und Verhalten beeinträchtigt. Die Alzheimer-Krankheit geht mit der Anhäufung abnormaler Proteinablagerungen im Gehirn einher, darunter sogenannte Beta-Amyloid-Plaques und Tau-Fibrillen.

Die Symptome: Zu den frühen Symptomen der Alzheimer-Krankheit gehören Gedächtnisverlust, Sprach- und Kommunikationsschwierigkeiten, Verwirrtheit und Stimmungs- oder Verhaltensänderungen. Mit dem Fortschreiten der Krankheit können sich der Gedächtnisverlust, die Beeinträchtigung des Denkens und Urteilsvermögens, Schwierigkeiten bei der Bewältigung vertrauter Aufgaben sowie Veränderungen der Persönlichkeit und des Verhaltens verschlimmern.

Parkinson-Krankheit: fortschreitende neurologische Störung, die in erster Linie die Bewegungen beeinträchtigt. Sie wird durch den Verlust von Dopamin produzierenden Zellen im Gehirn verursacht, insbesondere in einer Region, die *Substantia nigra* genannt wird. Die genaue Ursache für diesen Zellverlust ist noch nicht vollständig geklärt, aber es wird angenommen, dass sowohl genetische als auch umweltbedingte Faktoren eine Rolle spielen.

Die Symptome: Zu den charakteristischen Symptomen der Parkinson-Krankheit gehören Zittern, Steifheit, Verlangsamung der Bewegungen (Bradykinesie), Störungen des Gleichgewichts und der Koordination. Bei Menschen mit Parkinson-Krankheit können auch nicht motorische Symptome wie Stimmungsschwankungen, Schlafstörungen und kognitive Veränderungen bis hin zur Demenz in späteren Stadien der Krankheit auftreten.

Huntington-Krankheit: genetische Störung, die durch eine Mutation im *HTT*-Gen verursacht wird, die zur Produktion einer mutierten Form des Proteins namens Huntington führt. Dieses dann toxische Protein schädigt nach und nach die Nervenzellen im Gehirn, besonders in den Bereichen, die an der Kontrolle von Bewegung, Wahrnehmung und Emotionen beteiligt sind.
Die Symptome: Die Huntington-Krankheit ist durch eine Trias von Symptomen gekennzeichnet: motorische Störungen (wie unwillkürliche Bewegungen, bekannt als Chorea), kognitiver Abbau (einschließlich Schwierigkeiten mit dem Gedächtnis, dem Urteilsvermögen und der Entscheidungsfindung) und psychiatrische Symptome (wie Depression, Reizbarkeit und Psychose). Die Symptome verschlimmern sich in der Regel im Laufe der Zeit und führen zu erheblichen Behinderungen und schließlich zum Tod.

Die Aufklärung der Mechanismen, die zu einer altersbedingten zirkadianen Dysfunktion führen, ist daher äußerst wichtig. Um über gesundes Altern, altersbedingte Krankheiten und die Rolle der zirkadianen Uhr bei der Unterstützung des gesunden Alterns zu diskutieren, habe ich mich mit zwei Experten auf dem Gebiet des Alterns unterhalten und wir haben ihre unterschiedlichen Perspektiven diskutiert. Ich (AR) traf Nina Ruge (NR), deutsche Journalistin, Fernsehmoderatorin und Autorin zu Themen des Alterns und der Langlebigkeit, auf einer Konferenz über das Altern in München. Ich war neugierig, ob sie auch den zirkadianen Rhythmus als einen wichtigen Faktor für gesundes Altern betrachtet. Tiago Fleming Outeiro (TFO) kam zu uns als Experte für Neurodegeneration, den fortschreitenden Verlust der Struktur und der Funktion von Neuronen, der eng mit dem Altern verbunden ist und zu einer erhöhten Prävalenz von Krankheiten wie Alzheimer und Parkinson in älteren Bevölkerungsgruppen führt. Wir haben das Thema aus einer sehr praktischen Perspektive diskutiert.

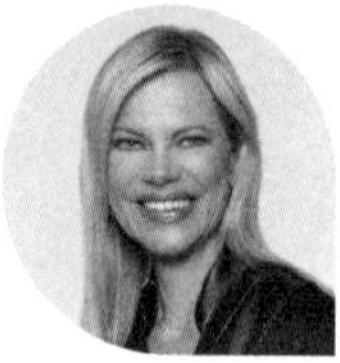

Nina Ruge (NR) ist studierte Biologin, deutsche Fernsehmoderatorin, Bestseller-Autorin und Journalistin. Sie ist außerdem Unicef-Botschafterin, erhielt unter anderem den »Felix-Burda-Preis«, die »Bayerische Staatsmedaille für soziale Verdienste« und das »Bundesverdienstkreuz am Bande«. Sie ist auch eine bekannte Expertin für Langlebigkeit.

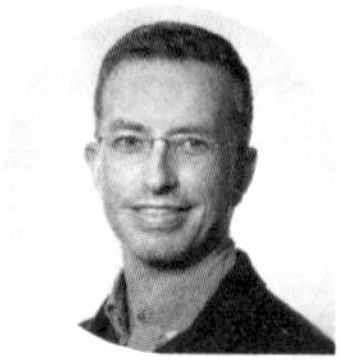

Prof. Dr. Tiago Fleming Outeiro (TFO) ist Professor für Aggregopathien (neurodegenerative Erkrankungen), Direktor der Abteilung für experimentelle Neurodegeneration an der Universitätsmedizin Göttingen und hat eine gemeinsame Professur an der Newcastle University im Vereinigten Königreich. Seine Arbeit zielt auf die Erforschung der molekularen Grundlagen von neurodegenerativen Erkrankungen wie Alzheimer und Parkinson ab. Er wurde mit mehreren Auszeichnungen geehrt, darunter von der Michael J. Fox Foundation und mit dem Parkinson's Foundation Innovation Award im Jahr 2022.

AR: Die Alterung beeinträchtigt den zirkadianen Rhythmus und wird mit verschiedenen Gesundheitsproblemen in Verbindung gebracht. Du führst Gespräche mit verschiedenen Wissenschaftlern und Experten auf dem Gebiet der Altersforschung, welche Maßnahmen sind bekannt und

können angewendet werden, um die altersbedingten Veränderungen des zirkadianen Rhythmus zu verringern?

NR: Die erste Maßnahme könnte Verständnis sein. Nämlich die Erkenntnis, dass da in unserem Hypothalamus, also der Steuerungszentrale in den Tiefen unseres Gehirns, unsere Hauptuhr sitzt, über die wir in diesem Buch schon so viel gelernt haben. Die wesentliche Erkenntnis für uns im Älterwerden: Mit den Jahren verliert sie ihre Messgenauigkeit des Lichts, das ihr Taktgeber ist. Nervenzellen sind zwar fantastisch, aber sie haben einen großen Nachteil: Sie teilen sich nicht. Das heißt: Sie können sich nicht erneuern. Oder nur sehr, sehr selten[27]. Will heißen: Der Chef-Chronologe in unserem Körper wird irgendwie schwerhörig oder genauer: Er verliert die Sehschärfe. Die Nervenzellen, die in diesem Headquarter des Gehirns den jeweils richtigen Blutdruck, die richtige Körpertemperatur, den guten Schlaf und die genialen Kapitäne dirigieren, die unsere Hormone sind, die werden alt, schwach und machen mehr und mehr Fehler. Sprich: Die inneren Uhren in jeder unserer Milliarden Zellen verlieren ihren Chef-Dirigenten und machen, was sie wollen. Das klingt nicht gut.

Doch Wissen ist Macht. Wenn ich weiß, was da im Laufe der Jahre so passiert, dann kann ich doch zumindest ansatzweise dagegenhalten!

AR: Wie können wir unseren zirkadianen Rhythmus nutzen, um den Alterungsprozess zu beeinflussen, und inwieweit trägt dieser Rhythmus zur Förderung der Langlebigkeit bei?

---

27 Anmerkung der Autorin: Aus neueren Studien wissen wir, dass die Zellteilung bei Nervenzellen immer noch in geringerem Umfang stattfindet. Was im alternden Gehirn ganz anders zu sein scheint, ist der verringerte Blutfluss, der die Zellen ernährt. Das bedeutet, dass sie sich weniger teilen und in älteren Gehirnen weniger neue Neuronen bilden als in jüngeren. Es könnte also möglich sein, einen Teil des altersbedingten kognitiven Abbaus zu bekämpfen, indem die Durchblutung des Gehirns verbessert wird. Bewegung könnte eine Möglichkeit sein, die Hirndurchblutung aufrechtzuerhalten, und auch eine intellektuelle Beschäftigung ist hilfreich. Bislang wurde gezeigt, dass diese Faktoren dazu beigetragen, die Durchblutung im Gehirn von Tieren zu verbessern. Aber es gibt noch keine aussagekräftigen Studien, die belegen, dass sie altersbedingte Verschlechterungen der Hirnfunktionen bei Menschen verlangsamen oder sogar umkehren können.

NR: Unser erstes Ziel dürfte natürlich sein, die durch das Entgleisen unserer inneren Uhr beförderten Alterskrankheiten von der Bettkante zu schubsen. Und das sind Depression, Alzheimer, Parkinson, Krebs, Diabetes Typ 2, Adipositas und noch einiges mehr. Wenn ich weiß, was diese Uhr zum Falsch-Takten animiert, kann ich etwas dagegen tun. Der Nervenzell-Ermüdung im suprachiasmatischen Kern (also in der Steuerungszentrale der inneren Uhr) können wir derzeit nur mit bestimmten Nahrungsergänzungsmitteln entgegenwirken. Keines davon ist in seiner Wirksamkeit mit klassischen klinischen Studien bestätigt, dennoch gibt es zahlreiche Beobachtungsstudien. Nahrungsergänzungsmittel, die die Mitochondrienfunktion und die Darm-Hirn-Achse stärken, lassen sich nicht patentieren, und wer investiert schon Hunderte Millionen Dollar, um dann die Ergebnisse mit allen anderen Herstellern teilen zu müssen? Dennoch könnten einige von ihnen starke Qualitäten als »Uhrmacher« haben: Omega-3-Fettsäuren, Vitamin D, Vitamin B_{12}, Curcumin, Magnesium, L-Carnitin, NR (Nicotinamid-Ribosid), AKG (Alphaketoglutarat) – sowie etliche weitere Wirkstoffe, Ginkgo biloba zum Beispiel, Urolithin A, Spermidin, Taurin und, und, und. Wesentlich dürfte sein – um den zirkadianen Rhythmus für die eigene gesunde Langlebigkeit zu nutzen –, dass wir unseren höchst individuellen zirkadianen Rhythmus messen und uns entsprechend danach richten: Wann essen wir was, zu welcher Uhrzeit treiben wir Sport, nehmen wir welche Medikamente für größtmögliche Effizienz?

AR: Was sind für dich einige der wichtigsten Erkenntnisse der Forschung über Zusammenhänge zwischen zirkadianen Rhythmen und altersbedingten Krankheiten? Gibt es bestimmte Empfehlungen oder Praktiken, die du in deinen Tagesablauf integrierst, um deinen zirkadianen Rhythmus zu unterstützen und dein allgemeines Wohlbefinden zu fördern? Nutzt du Powernaps, also kurze Schläfchen zwischendurch?

NR: Entscheidend dürften die Erkenntnisse über die hormonelle Veränderung im Laufe des Alterns sein: absinkende Produktion des Schlafhormons Melatonin und des Wachstumshormons, aber auch des Aufwach- und Stress-Hormons Cortisol. Weniger Tiefschlafphasen und damit weniger ATP-Produktion, also Zellenergie – und weniger Regeneration und Reparatur unserer DNA in den Hirnzellen – zudem schlechtere Reinigungsarbeit im Gehirn, sowohl innerhalb als auch außerhalb der Zellen und vieles mehr. Neben den Powernaps am Tage ist es in erster Linie eine ausgeglichene Rhythmik: Möglichst nicht nach 19 Uhr essen, möglichst deutlich vor Mitternacht zu Bett gehen und individuelle Rituale kreieren, die den Schlaf einladen.

AR: Wie können Einzelpersonen ihren zirkadianen Rhythmus optimieren, um ein gesundes Altern zu unterstützen und ihre Lebensspanne zu verlängern, wenn sie Lebensstilvariablen wie Schlafmuster, Zeitpunkt der Mahlzeiten und körperliche Aktivität berücksichtigen?

NR: Alles, was die eben genannten »Altersentgleisungen« verlangsamen kann, benötigen wir. Dazu gehört ein »natürliches« Licht-Management: viel Tageslicht am Tag und weniger Licht am Abend, null Licht in der Nacht. Praktisch bedeutet das: Jeden Tag »Lichtbäder« im Freien nehmen und helles Licht, blaues Licht am Abend meiden. Alles tun, um Tiefschlafphasen in der Nacht zu ermöglichen, denn sie sind die Regenerations-Treiber. Deutlich vor Mitternacht ins Bett gehen, Rituale der Entschleunigung etc. Im Idealfall wäre der Chrono-Test vorgeschaltet – also zu erfahren, zu welchem Chronotyp man jeweils gehört und entsprechend die Aktivitäts- und Schlafphasen danach zu organisieren. Älteren Menschen, deren Schlaf bereits deutlich erodiert ist, sind Powernaps besonders in der Niederenergie-Phase des Tages zu empfehlen – also nach 14 Uhr, aber nur kurz, also rund 20 Minuten! Wer allerdings chronische Schlafprobleme hat, dem sind »Powernaps flex« zu empfehlen – immer dann, wenn die Müdigkeit kommt.

AR: Wie beeinflussen zirkadiane Rhythmen das Fortschreiten von neurodegenerativen Krankheiten wie Parkinson und Alzheimer?

TFO: In einigen Fällen haben wir nur Indizienbeweise, in anderen beruhen sie auf Tierversuchen. Wir wissen jedoch, dass nicht nur die Schlafmuster bei der Parkinson-Krankheit gestört sein können (mit REM[28]-Schlaf-Verhaltensstörung – RBD[29]), sondern auch, dass eine normale Gehirnfunktion erforderlich ist, um das Gehirn gesund zu erhalten. Die zirkadianen Rhythmen gehen natürlich weit über den Schlaf hinaus, und wir wissen, dass aufgrund der vielfältigen Beeinträchtigungen des Gehirns mehrere hormonelle Rhythmen betroffen sein können, die den Schweregrad und das Fortschreiten der Krankheit beeinflussen.

AR: Können Störungen der zirkadianen Rhythmen die Symptome neurodegenerativer Erkrankungen verstärken, und wenn ja, wie?

TFO: Ein Beispiel hierfür ist die Verbindung zwischen Neurodegeneration und Neuroinflammation[30]. Es ist bekannt, dass die Funktion der Mikroglia (der im Gehirn ansässigen Immunzellen) zirkadian reguliert ist. In diesem Zusammenhang kann eine Dysregulation der Mikroglia die Entzündungsreaktionen verstärken und damit die Symptome bestimmter neurodegenerativer Erkrankungen verschlimmern.

AR: Welche praktischen Maßnahmen kann jeder Einzelne ergreifen, um im Alter einen gesunden zirkadianen Rhythmus aufrechtzuerhalten, und wie könnten diese Maßnahmen zum Schutz vor neurodegenerativen Erkrankungen beitragen?

---

28 Anmerkung der Autorin: REM-Schlaf (Rapid Eye Movement) ist eine der fünf Phasen des Schlafzyklus und zeichnet sich durch schnelle Augenbewegungen, lebhafte Träume und erhöhte Gehirnaktivität aus. Er tritt in der Regel mehrmals während einer Nacht auf und wechselt sich mit Nicht-REM-Schlafphasen ab.

29 Anmerkung der Autorin: RBD, von englisch: REM sleep behavior disorder

30 Anmerkung der Autorin: Neuroinflammation ist die Entzündung von Nervengewebe. Sie ist eine Reaktion des Gehirns und des Rückenmarks auf Verletzungen, Infektionen oder Krankheiten. Während die Neuroinflammation ein Schutzmechanismus ist, der darauf abzielt, schädliche Reize zu beseitigen und die Reparatur einzuleiten, kann eine chronische oder übermäßige Neuroinflammation zum Fortschreiten neurodegenerativer Erkrankungen beitragen, indem sie weitere neuronale Schäden und Funktionsstörungen verursacht.

TFO: Patienten, die von neurodegenerativen Krankheiten wie der Parkinson-Krankheit oder der Alzheimer-Krankheit betroffen sind, durchlaufen eine Vielzahl von pathologischen Veränderungen, die je nach Krankheit die motorischen, kognitiven oder autonomen Funktionen verändern. Bei beiden Krankheiten handelt es sich um fortschreitende, altersbedingte neurodegenerative Störungen, von denen weltweit Millionen von Menschen betroffen sind. Parkinson ist bekannt für charakteristische motorische Symptome wie Bradykinesie (langsame Bewegungen), Muskelstarre[31], Ruhetremor[32] und Haltungsinstabilität. Aber auch nicht motorische Symptome wie REM-Schlafstörungen, Hyposmie (verminderte Fähigkeit zur Erkennung oder Wahrnehmung von Gerüchen), Depressionen und kognitive Beeinträchtigungen treten bei den Patienten häufig auf. Ein pathologisches Merkmal der Parkinson-Krankheit ist die Ansammlung von aggregiertem Alpha-Synuclein[33] in den Nervenzellen des Gehirns. Alzheimer ist bekannt für die Degeneration von Nervenzellen im Gehirn, die zu schweren kognitiven Defiziten und Demenz führt. Die typischen pathologischen Merkmale der Alzheimer-Krankheit sind die Anhäufung von Amyloid-Plaques[34] und von

---

31 Anmerkung der Autorin: Muskelstarre oder -steifheit, auch Rigidität genannt, ist eines der wichtigsten motorischen Symptome der Parkinson-Krankheit. Sie ist gekennzeichnet durch einen konstanten Bewegungswiderstand über den gesamten Bewegungsbereich eines Gelenks.

32 Anmerkung der Autorin: Der Ruhetremor ist ein Zittern, das charakteristisch für die Parkinson-Krankheit ist. Er tritt typischerweise auf, wenn die Muskeln sich in Ruhe befinden und nicht benutzt werden.

33 Anmerkung der Autorin: Aggregiertes Alpha-Synuclein bezieht sich auf Klumpen, die aus dem Protein Alpha-Synuclein bestehen, das sich falsch faltet und in Nervenzellen, insbesondere im Gehirn, sammelt. Diese Aggregate sind ein Kennzeichen verschiedener neurodegenerativer Erkrankungen, darunter die Parkinson-Krankheit und verwandte Erkrankungen, die als Synucleinopathien bekannt sind.

34 Anmerkung der Autorin: Amyloid-Plaques sind abnorme Bündel von Proteinfragmenten, die sich in den Zwischenräumen der Nervenzellen (Neuronen) im Gehirn ansammeln. Diese Plaques sind ein Markenzeichen der Alzheimer-Krankheit und anderer neurodegenerativer Erkrankungen.

neurofibrillären Knäueln[35] im Gehirn. Bei beiden Krankheiten sind häufig auch die Schlafmuster beeinträchtigt, was die Krankheit weiter verschlimmert. Wir wissen, dass unser Gehirn beispielsweise während des Schlafs eine Reihe von wichtigen »Haushalts«- und »Reinigungs«-Funktionen ausführt. Daher ist es wichtig, dass wir im Alter auf unser Verhalten achten, um einen gesunden zirkadianen Rhythmus aufrechtzuerhalten, der unsere Chancen erhöht, den Ausbruch der Krankheit zu verzögern oder das Fortschreiten der Krankheit zu beeinflussen.

AR: Was sind die besten praktikablen Empfehlungen zur Förderung eines gesunden Alterns, insbesondere im Zusammenhang mit unseren persönlichen zirkadianen Rhythmen?

NR: »Healthy Longevity« heißt personalisierte Präventionsmedizin! Am besten wären wir doch in der Lage, unsere individuelle Chronobiologie zu messen und uns daran zu orientieren: Wie oft pro Woche treibe ich Ausdauersport, zu welcher Tageszeit Muskeltraining? Welche Uhrzeit ist für die Einnahme meiner Medikamente optimal? Unabhängig davon dürften natürlich Kontinentalflüge und jede Art von Jetlag ungünstig sein für ein gesundes Altern – und umgekehrt ein Leben mit den Rhythmen der Natur mehr als förderlich. Sich mental zu sensibilisieren für die positive Steuerungsfunktion des Tageslichts und es bewusst zu suchen, das dürfte akute Verjüngungshoffnung wecken!

AR: Gibt es bestimmte Lebensstil- oder Umweltfaktoren, die dazu beitragen können, die Auswirkungen gestörter zirkadianer Rhythmen bei Personen zu mildern, bei denen bereits neurodegenerative Krankheiten diagnostiziert wurden?

35 Anmerkung der Autorin: Von englisch neurofibrillary tangles (NFTs) sind abnorme Aggregate eines Proteins namens Tau, die sich im Inneren von Nervenzellen bilden und ein Kennzeichen verschiedener neurodegenerativer Erkrankungen sind, insbesondere der Alzheimer-Krankheit.

TFO: Aus der Arbeit vieler Kollegen im Laufe der Jahre wissen wir, dass intensive körperliche Betätigung zusammen mit einer gesunden Ernährung (zum Beispiel mediterrane Ernährung[36]) dazu beitragen kann, den Verlauf bestimmter neurodegenerativer Erkrankungen zu verzögern und zu verändern. Diese Lebensgewohnheiten können sich auch auf die zirkadianen Rhythmen auswirken. Es gibt also eine klare Schnittmenge, die wir weiter untersuchen sollten.

AR: Welche Hinweise gibt es darauf, dass die Aufrechterhaltung eines gesunden zirkadianen Rhythmus das Fortschreiten von Parkinson- und Alzheimer-Krankheit verlangsamen oder deren Behandlung verbessern kann?

TFO: Bei der Parkinson- und Alzheimer-Krankheit sind unsere Gehirne stark beeinträchtigt. Dies lässt sich sogar bei einer makroskopischen Untersuchung des Gehirns feststellen, was auf den starken Zellverlust und die daraus resultierende Hirnatrophie zurückzuführen ist. Wir wissen auch, dass die Symptome im Laufe des Tages schwanken und dass die Medikamente zu verschiedenen Tageszeiten nicht genau gleich wirken. Daher ist es sehr wichtig, dass die Patienten einen gesunden zirkadianen Rhythmus beibehalten, auch um die positiven Auswirkungen der bestehenden Therapien zu maximieren, die wiederum zu einer besseren Behandlung der Krankheit beitragen.

---

36 Anmerkung der Autorin: Die mediterrane Ernährung ist ein Ernährungsmuster, das von den traditionellen Essgewohnheiten der Mittelmeerländer inspiriert ist und den Schwerpunkt auf Obst, Gemüse, Vollkorngetreide, Hülsenfrüchte, Nüsse und gesunde Fette wie Olivenöl legt, wobei Fisch, Geflügel und Milchprodukte in Maßen verzehrt werden und der Verzehr von rotem Fleisch und Süßigkeiten begrenzt ist. Diese Ernährung wird mit zahlreichen gesundheitlichen Vorteilen in Verbindung gebracht, darunter ein geringeres Risiko für Herzkrankheiten, Schlaganfälle, Diabetes und andere chronische Krankheiten.

AR: Gibt es spezifische Interventionen wie Lichttherapie oder zeitlich abgestimmte Medikamente, die sich als vielversprechend erwiesen haben, um den zirkadianen Rhythmus zum Nutzen von Patienten mit neurodegenerativen Erkrankungen anzupassen?

TFO: In der Tat ist eine zeitlich abgestimmte Medikation zum Beispiel bei der Parkinson-Krankheit sehr wichtig, da die Medikamentenaufnahme während des Krankheitsverlaufs variiert, auch aufgrund von Beeinträchtigungen der Funktion des autonomen Nervensystems. Daher umfassen die therapeutischen Strategien eine Anpassung des Zeitpunkts der Medikamenteneinnahme und der Art der aufgenommenen Nahrungsmittel, um den therapeutischen Nutzen zu maximieren.

Die Zeit, insbesondere in Form von zirkadianen Rhythmen, ist für unser Wohlbefinden von entscheidender Bedeutung. Auf unserem Weg durch die Komplexität des Alterns und der zirkadianen Rhythmen ist es wichtig, sich daran zu erinnern, dass das Verständnis dieser Prozesse die Tür zu neuen Möglichkeiten für die Erhaltung von Gesundheit und Vitalität während unseres gesamten Lebens öffnet. Das Altern bringt zwar eine Vielzahl von Herausforderungen mit sich, doch unser zunehmendes Wissen über die zirkadianen Rhythmen lässt auf Interventionen und Anpassungen des Lebensstils hoffen, die das Wohlbefinden und die Widerstandsfähigkeit fördern können. Indem wir uns die natürlichen Rhythmen unseres Körpers zunutze in Bezug auf gesunden Schlaf, Ernährung und körperliche Aktivität machen und die entsprechenden Maßnahmen integrieren, können wir den Alterungsprozess mit Optimismus bewältigen. Mit fortgeführter Forschung und Innovation verspricht die Zukunft eine bessere Lebensqualität für Menschen jeden Alters und damit eine strahlende und vitale Reise in die Zukunft.

NEUES AUS DER FORSCHUNG

Die zirkadiane Medizin, die Erforschung der Auswirkungen der Zeit auf Gesundheit und Krankheit, hat in den letzten Jahren einen Boom erlebt, da sie ein Mittel zur Verbesserung von Gesundheit und Leistungsfähigkeit und zur Optimierung des Behandlungszeitplans darstellt. Das Verständnis der zirkadianen Rhythmen wird uns dabei helfen, wirksam auf Veränderungen zu reagieren, die Gesundheit zu erhalten und Behandlungen anzupassen, um im Krankheitsfall optimale Ergebnisse zu erzielen.

Werden die Zeiten für tägliche Aufgaben an den zirkadianen Rhythmus eines Menschen angepasst, können die körperliche und geistige Leistungsfähigkeit sowie die Wirksamkeit bestimmter Therapien verbessert werden. Trotz der Vorteile der zirkadianen Medizin schränkt aktuell der Mangel an nichtinvasiven Instrumenten zur Charakterisierung der Uhr das Potenzial dieses Bereichs ein. In meiner eigenen Forschungsgruppe haben wir intensiv an der Entwicklung von Methoden zur Messung zirkadianer Rhythmen gearbeitet und wenden sie vor allem zur Optimierung der Krebsbehandlung an. Im Folgenden möchte ich etwas mehr darüber erzählen.

ZIRKADIANES TIMING DER BEHANDLUNG

Bereits veröffentlichte Studien haben gezeigt, dass die zeitliche Abstimmung der Behandlung auf den zirkadianen Rhythmus die Wirksamkeit und Toxizität von Krebsbehandlungen erheblich beeinflussen kann (dazu siehe auch das Gespräch mit Francis Lévi, Seite 57). Dieser Ansatz, der als zirkadiane Medizin oder Chronotherapie bezeichnet wird, macht sich die Tatsache zunutze, dass Krebszellen im Vergleich zu normalen Zellen einen anderen zirkadianen Rhythmus haben. Durch die Verabreichung einer Behandlung zu den Zeiten, in denen die Krebszellen am anfälligsten und die gesunden Zellen am wenigsten anfällig sind, kann die Chronotherapie die Toxizität für den Gesamtorganismus verringern und die Wirksamkeit der Behandlung verbessern. In verschiedenen Studien wurde eine deutliche Verringerung von Nebenwirkungen wie Übelkeit, Erbrechen und Müdigkeit sowie eine verbesserte Wirksamkeit der Behandlung festgestellt. Das führt zu besseren Behandlungsergebnissen, einer höheren Lebensqualität der Patienten und höheren Überlebensraten.

Trotz der Vorteile der zirkadianen Medizin hat der Mangel an nicht invasiven Mitteln zur Bestimmung der zirkadianen Uhr beim Menschen ihre praktische Anwendung eingeschränkt. Die zirkadianen Rhythmen sind aufgrund von Faktoren wie Genetik, Alter oder Geschlecht sehr unterschiedlich. Eine gut funktionierende zirkadiane Uhr, die mit den Verhaltensgewohnheiten einer Einzelperson übereinstimmt, kann deren allgemeine Gesundheit und Wohlbefinden verbessern, ihre allgemeine Fitness steigern und die Genesungs- oder Therapiezeit verkürzen.

Einige Erkrankungen, die mit einer Störung des zirkadianen Rhythmus zusammenhängen (wie Störungen des zirkadianen Schlaf-Wach-Rhythmus), sind bereits als definierte Krankheiten in der Internationalen Klassifikation der Krankheiten (ICD-11) anerkannt. Die ICD-11 ist ein von der Weltgesundheitsorganisation (WHO) geschaffener globaler Standard für die Diagnose von Gesundheitszuständen. Er hilft Ärzten und medizinischem Fachpersonal auf der ganzen Welt, Krankheiten einheitlich zu identifizieren und zu klassifizieren.

Die Aufnahme von Störungen des zirkadianen Rhythmus in die ICD-11 bedeutet, dass sie offiziell als bedeutende Gesundheitsprobleme anerkannt werden!

Das führt zu besseren Diagnose- und Behandlungsmöglichkeiten für die Betroffenen.

Um Störungen des zirkadianen Rhythmus zu vermeiden, zu diagnostizieren oder zu überwinden, kann ein Chronoprofil dabei helfen, relevante externe und interne Faktoren anzupassen. Aktivitäten wie Schlaf, Bewegung und Medikamenteneinnahme können auf der Grundlage des internen Zeitplans optimiert werden. Interventionen wie Lichttherapie, Bewegung und pharmakologische Anpassungen (etwa durch Melatoninpräparate) werden eingesetzt, um den Auswirkungen eines gestörten zirkadianen Rhythmus entgegenzuwirken. Störungen der normalen zirkadianen Rhythmen können sich negativ auf das Wohlbefinden, den Stoffwechsel, die körperliche und kognitive Leistungsfähigkeit auswirken und zu Krankheiten wie Schlafstörungen, Fettleibigkeit, Depression, Neurodegeneration und Krebs führen.

ZUR ROLLE VON TIMETELLER®

In meiner Forschungsgruppe beschäftigen wir uns seit mehreren Jahren mit dem zirkadianen Rhythmus und seiner Rolle bei der Entstehung und dem Fortschreiten von Krebs. Um zur Optimierung der Behandlung von Krebspatienten unter Berücksichtigung des zirkadianen Rhythmus beizutragen, haben wir ein *in-vitro*-diagnostisches (IVD) Instrument, TimeTeller®, entwickelt und ein gleichnamiges innovatives Start-up-Unternehmen gegründet, um die Erstellung von Profilen des zirkadianen Rhythmus in die medizinische Forschung zu integrieren.

TimeTeller® steht an der Spitze eines bahnbrechenden Ansatzes in der Krebstherapie, der sogenannten Chronotherapie, bei der die Behandlungszeit auf die zirkadiane Uhr des Patienten abgestimmt wird. Trotz bedeutender Fortschritte in der Krebsbehandlung besteht nach wie vor die Notwendigkeit, die therapeutischen Strategien zu optimieren, um die Toxizität zu verringern und die Wirksamkeit zu verbessern. Die Chronotherapie bietet eine vielversprechende Lösung, indem sie die Verabreichung von Medikamenten auf die inneren Rhythmen des Patienten abstimmt und so die Krebsbehandlung verändern könnte.

Unsere Forschung konzentriert sich auf die Entwicklung hochkomplexer Algorithmen und Modelle, die den optimalen Zeitpunkt für die Verabreichung von Medikamenten auf der Grundlage des zirkadianen Profils eines Patienten vorhersagen. Diese präzise Abstimmung kann die Wirksamkeit von Behandlungen verbessern und gleichzeitig die mit Krebstherapien häufig verbundenen unerwünschten Wirkungen minimieren. Damit treibt TimeTeller® nicht nur den Bereich der Präzisionsmedizin voran, sondern schließt auch eine Lücke in den derzeitigen therapeutischen Strategien.

Neueste klinische Studien mit TimeTeller® haben einen signifikanten Zusammenhang zwischen gestörten zirkadianen Rhythmen und der Schwere der Nebenwirkungen bei Krebspatienten gezeigt. Diese Ergebnisse unterstreichen den medizinischen Wert der Chronotherapie in der Onkologie und legen nahe, dass eine Optimierung des Behandlungszeitplans zu besseren klinischen Ergebnissen und weniger Nebenwirkungen führen könnte. TimeTeller® wird diese Ergebnisse weiter validieren und seine Forschungsarbeiten ausweiten. Die Integration der zirkadianen Biologie in Krebsbehandlungsprotokolle könnte die Art und Weise, wie wir die Krebsbehandlung angehen, revolutionieren und die Therapien wirksamer und weniger toxisch machen.

Aber wie funktioniert das Ganze praktisch? TimeTeller® erstellt Profile individueller zirkadianer Rhythmen auf nicht invasive und benutzerfreundliche Weise, sodass die Probenahme zu Hause ohne ärztliche Aufsicht erfolgen kann. Das Verfahren umfasst die Entnahme von Speichelproben über einen Zeitraum von etwa zwölf Stunden in vierstündigen Abständen, insgesamt also vier Proben, während der Zeit, in der eine Person wach ist. Diese Proben können vor der molekularen Analyse einige Tage bei Raumtemperatur oder wochenlang gekühlt aufbewahrt werden.

Die anschließende molekulare Charakterisierung der Genexpression der Kernuhr wird im Labor durchgeführt und zur Erstellung von Profilen der zirkadianen Uhr mithilfe von Berechnungsalgorithmen verwendet. Durch die Messung der Genaktivität mittels RNA-Quantifizierung in Speichelproben erstellt TimeTeller® ein detailliertes Profil des zirkadianen Rhythmus eines Menschen, einschließlich Amplitude, Periode, Phase und Durchschnittswert (siehe Seite 75). Dieses nicht invasive molekulare, digitale Instrument kann Tagesabläufe, einschließlich optimaler Behandlungszeiten, vorhersagen und so das Potenzial der zirkadianen Medizin in verschiedenen Bereichen erschließen.

ANWENDUNGEN UND WEITERE ENTWICKLUNGEN

Die Verwendung von Speichelproben zur Messung zirkadianer Rhythmen liefert ein detailliertes 24-Stunden-Profil der inneren Uhr einer Person. Durch die Kombination dieser Informationen mit Daten über den Stoffwechsel bestimmter Medikamente können wir Zeitfenster ermitteln, in denen ein Arzneimittel für eine Person mehr oder weniger toxisch ist. Dies ermöglicht es den Ärzten, entweder den Zeitpunkt der Verabreichung oder die Dosierung anzupassen, indem sie in Zeiten höherer Toxizität weniger und in Zeiten geringerer Toxizität mehr Medikamente verabreichen.

Signifikante Veränderungen des Tagesablaufs, wie ein gestörter Schlafrhythmus aufgrund eines Jetlags oder einer veränderten Lichtexposition, spiegeln sich im Profil des zirkadianen Rhythmus wider. Darüber hinaus können Störungen oder Fehlanpassungen des zirkadianen Rhythmus und des Tagesablaufs, die sich als Schlafstörungen manifestieren, identifiziert werden.

Das aussagekräftige Profil individueller zirkadianer Rhythmen hat mehrere höchst relevante zukünftige gesundheitsbezogene Anwendungen, darunter:

- die Überwachung des Krankheitsverlaufs (als Biomarker),
- die Optimierung des medizinischen Behandlungszeitpunkts entsprechend den Wirkstoffzielen,
- die Verbesserung der Schlafqualität, Leistung und Effizienz in Sport und Beruf.

TimeTeller® ermöglicht es, die Behandlungszeiten für Patienten zu optimieren und die körperliche und kognitive Leistungsfähigkeit gesunder Menschen zu verbessern. Durch personalisierte Prognosen auf der Grundlage zirkadianer Rhythmusprofile können wir die besten Zeiten für tägliche Aktivitäten wie Schlaf, Bewegung, Lichteinwirkung und Medikamenteneinnahme vorhersagen. Dieser Ansatz ist vielversprechend und könnte auch bei der Behandlung von Krankheiten wie Allergien, Arthritis, Asthma, Hyperlipidämie, Bluthochdruck, Krebs und Neurodegeneration benutzt werden.

Darüber hinaus verwenden wir TimeTeller® zur Erstellung von Profilen der zirkadianen Rhythmen und zur Ermittlung von Abweichungen sowohl bei gesunden Personen als auch bei Menschen mit Erkrankungen wie Parkinson oder Krebs. Wenn wir den zirkadianen Rhythmus eines Menschen verstehen, können wir Verhaltensempfehlungen für Ernährung, Fasten, Bewegung, Schlaf und Lichteinwirkung formulieren, um den zirkadianen Rhythmus mit der Umwelt wieder in Einklang zu bringen. Dies steigert das Wohlbefinden und lindert Symptome wie Müdigkeit oder Schlafstörungen.

Ein weiterer interessanter Aspekt, bei dem Überlegungen zu zirkadianen Rhythmen relevant sind, betrifft die Arzneimittelentwicklung. Die Misserfolgsquote bei der Entwicklung von Arzneimitteln ist alarmierend hoch: Über 90 Prozent der Präparate scheitern während der klinischen Entwicklungsphasen häufig aufgrund mangelnder klinischer Wirksamkeit oder unkontrollierbarer Toxizität. Die Berücksichtigung des Zeitpunkts der Medikamentenverabreichung – die Chronotherapie – kann diese Statistik erheblich verbessern.

Darüber hinaus werden die meisten unserer Gene zirkadian exprimiert, sodass ein Großteil der derzeit zugelassenen Arzneimittel auf zirkadian exprimierte Gene oder Proteine abzielt, oder ihr Wirkmechanismus wird durch solche zirkadianen Elemente beeinflusst. Trotz dieser vielversprechenden Ergebnisse werden zirkadiane Rhythmen jedoch noch nicht angemessen in die Arzneimittelentwicklung einbezogen, was zu hohen Ausfallraten führt.

DIE ZUKUNFT DER ZIRKADIANEN MEDIZIN

Mit den Fortschritten der personalisierten Medizin kann die Einbeziehung zirkadianer Rhythmen in die Arzneimittelentwicklung die Abbrecherquote senken und die therapeutischen Ergebnisse verbessern. Datengesteuerte Ansätze für die Arzneimittelentwicklung, die Gewinnung von Erkenntnissen aus der Praxis und die Unterstützung klinischer Entscheidungen werden die Präzision und Wirksamkeit von Behandlungen verbessern. Dynamische und adaptive Behandlungspläne, die zeitabhängige Wechselwirkungen zwischen Medikamenten, individueller Physiologie und Krankheiten berücksichtigen, werden die herkömmlichen »Nehmen Sie morgens, mittags, abends zum Essen«-Schemata allmählich ersetzen.

Integration von Molekularanalyse und digitalen Werkzeugen

Mit den Fortschritten bei den molekularen Analysetechniken und den digitalen Werkzeugen wird erwartet, dass zirkadiane Überlegungen zu einem integralen Bestandteil der Gesundheitsversorgung und des Krankheitsmanagements werden. Tools wie TimeTeller®, die eine vollständige Charakterisierung der zirkadianen Rhythmen ermöglichen, werden den Tagesablauf optimieren, um die Gesundheit und die Wirksamkeit der Behandlung zu verbessern. Die künftige Forschung wird sich auf die kontinuierliche Überwachung von zirkadianen Rhythmen und deren Nutzung in verschiedenen Bereichen konzentrieren und dabei Methoden des maschinellen Lernens für die Erstellung und Überprüfung von Hypothesen einsetzen.

Fazit: Individuelle zirkadiane Unterschiede wirken sich erheblich auf den Arzneimittelstoffwechsel aus. Die von zirkadianen Rhythmen beeinflusste Aktivität der Leberenzyme variiert im Laufe des Tages und beeinflusst die Wirksamkeit und Toxizität von Medikamenten. Das bedeutet, dass ein Medikament je nach Tageszeit, zu der es eingenommen wird, unterschiedliche Wirkungen haben kann. Durch die Kenntnis der zirkadianen Uhr eines Patienten und die Anpassung der Medikamenteneinnahme an seinen Rhythmus lassen sich die therapeutischen Ergebnisse verbessern und die Nebenwirkungen minimieren.

Die Einbeziehung zirkadianer Rhythmen in die Gesundheitsversorgung hat das Potenzial, die Behandlung und das Krankheitsmanagement zu revolutionieren. Die Anpassung an unsere innere biologische Uhr kann das Wohlbefinden steigern, die täglichen Abläufe optimieren und die therapeutischen Ergebnisse verbessern.

Im Zuge des Fortschritts der personalisierten Medizin ist es von entscheidender Bedeutung, die Signifikanz der zirkadianen Rhythmen zu erkennen und über Instrumente zu verfügen, mit denen sie gemessen und überwacht werden können. Störungen des zirkadianen Rhythmus können als Biomarker für die Diagnostik dienen und dabei helfen, individualisierte Behandlungspläne zu erstellen. So können Patienten mit Schlafstörungen beispielsweise Änderungen des Lebensstils empfohlen werden, wie die Änderung der Essens- und Bewegungszeiten, um einen gesünderen Schlafzyklus zu erreichen. Ebenso kann die Anpassung von Behandlungsplänen auf der Grundlage zirkadianer Rhythmen die Nebenwirkungen verringern und die Wirksamkeit erhöhen.

Die potenziellen Vorteile der Chronotherapie sind beträchtlich. Indem die Behandlung mit der inneren Uhr des Patienten synchronisiert wird, können die therapiebedingte Toxizität reduziert, die Lebensqualität verbessert und die therapeutischen Abläufe optimiert werden. Dieser personalisierte Ansatz könnte vor allem in der Onkologie von großer Bedeutung sein, wo der Zeitpunkt der Medikamentenverabreichung ebenso wichtig werden könnte wie die Auswahl des Medikaments selbst (siehe Chronotherapie-Abschnitt ab S. 54).

Die Zukunft der personalisierten Medizin sieht vielversprechend aus, und die zirkadiane Medizin hat das Potenzial, das Leben der Patienten erheblich zu verbessern, nicht nur bei der Krebstherapie, sondern auch bei der Behandlung zahlreicher anderer Krankheiten. Zeit ist wichtig, und es ist an der Zeit, sie zu nutzen!

DREI

DEINE CHRONO-STRATEGIE

In den vorherigen Kapiteln haben wir viel über zirkadiane Rhythmen gelernt und verschiedene Anwendungsbereiche diskutiert, die für unsere Gesundheit relevant sind. Wie können wir dieses Wissen nun im alltäglichen Leben nutzen? In diesem letzten Kapitel möchte ich gern einige persönliche Überlegungen zu den besprochenen Themen anstellen und praktische Empfehlungen formulieren, wie wir uns den zirkadianen Rhythmus zunutze machen können, um unsere Gesundheit, unsere Leistungsfähigkeit und unsere Lebensqualität insgesamt zu optimieren.

DEIN ZIEL: EIN PERFEKTER ZIRKADIANER TAG

Wir nähern uns nun dem Ende unserer zirkadianen Reise. Fassen wir das Gelernte aus den vorangegangenen Kapiteln zusammen und planen wir einen »perfekten« Tag unter Berücksichtigung der wissenschaftlichen Erkenntnisse über zirkadiane Rhythmen.

Unsere zirkadiane Uhr ist unglaublich komplex und steuert verschiedene Körperfunktionen. Ihre biologische Aufgabe ist es, diese Funktionen entsprechend dem 24-Stunden-Tag-Nacht-Zyklus zu optimieren. Die zirkadiane Uhr regelt die physiologischen Prozesse so, dass sie zu den am besten geeigneten Tageszeiten ablaufen, um eine effektive und effiziente Körperfunktion zu gewährleisten, die das Überleben und das allgemeine Wohlbefinden fördert.

Trotz ihrer Effizienz gibt es erhebliche individuelle Unterschiede im zeitlichen Ablauf dieser Uhr, die wir als persönlichen zirkadianen Rhythmus bezeichnen. Chronotypen stellen einen Ausdruck dieser persönlichen zirkadianen Rhythmen dar und beschreiben die natürliche Präferenz einer Person für

Schlaf- und Wachzeiten. Die am häufigsten erwähnten Chronotypen sind Lerchen und Eulen. Lerchen sind Morgenmenschen, die früh aufwachen, sich morgens am wachsten und energiegeladensten fühlen und am liebsten früh ins Bett gehen. Ihr zirkadianer Rhythmus entspricht auf natürliche Weise dem traditionellen 9-to-5-Zeitplan, sodass sie gut für Tagesaktivitäten und typische 9-bis-5-Uhr-Arbeitszeiten geeignet sind. Eulen dagegen sind Abendmenschen, die später aufwachen. Sie fühlen sich am späten Nachmittag und Abend am muntersten und produktivsten und bleiben am liebsten lange auf. Ihr zirkadianer Rhythmus ist im Vergleich zu Lerchen nach hinten verschoben, was manchmal mit traditionellen Zeitplänen in Konflikt geraten kann. Zwischen diesen beiden Typen gibt es noch einige Varianten. Mit dem Fragebogen ab Seite 66 könnt ihr herausfinden, was es mit eurem eigenen zirkadianen Rhythmus auf sich hat.

Chronotypen sind jedoch nicht präzise genug, da sie keine Informationen über die vollständigen Merkmale des zirkadianen Profils oder der zirkadianen Kurve einer Person liefern. Mit anderen Worten: Chronotypen zeigen nur eine Dimension (von mehreren) eines zirkadianen Rhythmus, der durch eine etwa 24 Stunden lange Periode, eine bestimmte Amplitude und Phase sowie eine gewisse durchschnittliche Genexpression gekennzeichnet ist.

Das Profil des zirkadianen Rhythmus wird durch genetische Faktoren, Umweltfaktoren und den Lebensstil beeinflusst. Neben den Genen spielen auch Lichtexposition, Arbeitszeiten und persönliche Gewohnheiten eine wichtige Rolle. Die Grafik rechts zeigt beispielhaft, dass künstliches Licht und Aktivität in der Nacht, etwa durch Schichtarbeit, die Phase verschiebt. Ein dauerhaft erhöhter Blutglukosespiegel sowie spätabendliches oder nächtliches Essen gehen mit einer Verringerung der Amplitude einher. Ein unregelmäßiger, stressiger Lebensstil resultiert in einem unregelmäßigen Rhythmus. Der Konsum stark fetthaltiger Lebensmittel verlängert die Periode. Die Effekte können auch kombiniert auftreten.

Die Kenntnis des individuellen zirkadianen Rhythmus kann dabei helfen, den Tag so zu planen, dass er mit den natürlichen Energiespitzen und -tiefs übereinstimmt: Das steigert Produktivität und Wohlbefinden. Menschen mit frühen Phasen können beispielsweise wichtige Aufgaben für den Morgen planen, während Menschen mit späteren Phasen das für den Nachmittag oder Abend tun können.

Zusammenfassend lässt sich sagen: Unsere zirkadiane Uhr synchronisiert zwar unsere Körperfunktionen mit dem Tag-Nacht-Zyklus, aber durch individuelle Unterschiede im zirkadianen Rhythmus hat jeder Mensch einen einzigartigen inneren

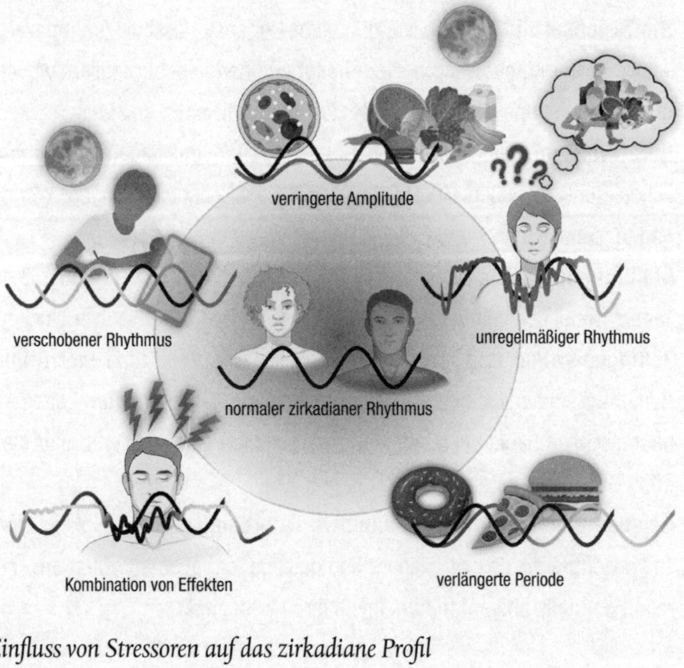

Einfluss von Stressoren auf das zirkadiane Profil

Zeitplan. Wenn wir diese Unterschiede erkennen und respektieren, kann das zu besserer Gesundheit, höherer Leistungsfähigkeit und größerer Zufriedenheit im täglichen Leben führen.

Auf einen Blick: Wichtige Prozesse, die unsere zirkadiane Uhr steuert

Schlaf-Wach-Zyklus: Die zirkadiane Uhr regelt, wann wir uns schläfrig fühlen und wann wir aufwachen, und sorgt so für erholsamen Schlaf und Wachheit am Tag.

Hormonausschüttung: Die zirkadiane Uhr steuert den Zeitpunkt der Hormonproduktion und -ausschüttung, einschließlich von Cortisol (das uns wachsam macht) und Melatonin (das uns beim Einschlafen hilft).

Körpertemperatur: Unsere Körpertemperatur erreicht am Abend ihren Höchststand und sinkt auf ihr Minimum am frühen Morgen, was mit unserem Schlaf-Wach-Zyklus übereinstimmt.

Stoffwechsel und Appetit: Die zirkadiane Uhr beeinflusst die Art und Weise, wie unser Körper Nahrung verarbeitet und den Appetit reguliert, wobei die Verdauung und der Stoffwechsel tagsüber effizienter ablaufen.

Herz-Kreislauf-Funktion: Blutdruck und Herzfrequenz folgen einem täglichen, schwankenden Muster, das in der Regel nachts niedrigere Werte und tagsüber, wenn wir aktiv sind, höhere Werte aufweist.

Immunfunktion: Die Aktivität des Immunsystems variiert im Laufe des Tages, wobei bestimmte Reaktionen zu bestimmten Zeiten aktiver sind.

Zellregeneration und -reparatur: Prozesse wie Zellteilung und DNA-Reparatur sind zeitlich so abgestimmt, dass sie zu bestimmten Zeiten – hauptsächlich nachts – stattfinden, um Schäden zu minimieren und die Effizienz zu optimieren.

Geistige Wachsamkeit und kognitive Funktion: Unsere Fähigkeit, uns zu konzentrieren, uns zu erinnern und geistige Aufgaben auszuführen, erreicht morgens und am frühen Abend ihren Höhepunkt.

Stimmungslage und emotionale Regulierung: Die zirkadiane Uhr beeinflusst den Gehalt an Neurotransmittern[37] im Blut und kann sich auf unsere Stimmung auswirken, wobei Störungen häufig mit Stimmungsstörungen wie Depressionen in Verbindung gebracht werden.
Energie-Effizienz: Die zirkadiane Uhr spart Energie, indem sie Prozesse wie Schlaf, Verdauung und Aktivität zeitlich abstimmt und so den Schlaf in der Nacht und die Wachsamkeit sowie die Leistungsfähigkeit am Tag fördert.

Der zirkadiane Rhythmus ändert sich je nach Geschlecht und Alter:

- **Frauen und Männer:** Der zirkadiane Rhythmus von Frauen hat im Allgemeinen frühere Phasen als der von Männern, was der Grund dafür ist, dass Frauen meist früher aufwachen als Männer.
- **Säuglinge und Kleinkinder:** Sie haben oft einen unregelmäßigen Schlafrhythmus, der sich allmählich stabilisiert.
- **Jugendliche:** Sie erleben in der Regel eine natürliche Verschiebung hin zu einem späteren Schlaf-Wach-Rhythmus, der als »verzögerte Schlafphase« bezeichnet wird.
- **Erwachsene:** Haben in der Regel einen stabileren zirkadianen Rhythmus, auch wenn es individuelle Unterschiede gibt.
- **Ältere Erwachsene:** Die zirkadianen Rhythmen können ungenauer werden, was zu früheren Weckzeiten und fragmentiertem Schlaf führt.

---

37 Neurotransmitter sind wichtige chemische Signalstoffe in unserem Körper. Sie übermitteln chemische Signale (»Nachrichten«) von einer Nervenzelle zur nächsten Zielzelle. Die nächste Zielzelle kann zum Beispiel eine andere Nervenzelle oder eine Muskelzelle sein.

Zusammenfassung: Wenn wir verstehen, wie molekulare und physiologische Prozesse von unserer zirkadianen Uhr gesteuert werden, können wir unseren Tagesablauf optimieren, um Gesundheit und Wohlbefinden zu verbessern. Strategien wie die Beibehaltung eines geregelten Tagesablaufs, ausreichend natürliches Licht und eine gute Schlafhygiene können unseren zirkadianen Rhythmus unterstützen und unsere Lebensqualität insgesamt verbessern.

EIN PERFEKTER TAG IM EINKLANG MIT DER ZIRKADIANEN UHR

Ein perfekter 24-Stunden-Tag, der mit unserem zirkadianen Rhythmus übereinstimmt, kann die Produktivität, die Gesundheit und das allgemeine Wohlbefinden erheblich verbessern. Im Folgenden stelle ich einen idealen Tagesablauf vor, der für die meisten Erwachsenen (etwa zwischen 20 und 59 Jahren, siehe Seite 47) mit einem stabilen zirkadianen Rhythmus geeignet ist und sich an den natürlichen Schwankungen unserer biologischen Uhr orientiert. Je nach den persönlichen zirkadianen Rhythmen muss dieser Zeitplan entsprechend angepasst werden. Teenager sollten zum Beispiel einen auf spätere Zeiten verschobenen Zeitplan in Betracht ziehen, und Menschen mit extremen zirkadianen Rhythmen (sehr frühe oder sehr späte Phasen) müssten diesen Zeitplan ebenfalls entsprechend nach vorn oder hinten verschieben. Ich verschiebe zum Beispiel den folgenden Zeitplan um ein bis zwei Stunden nach hinten, um meinen eigenen zirkadianen Rhythmus zu berücksichtigen. Alle folgenden Beispiele beziehen sich auf eine mediterrane Ernährung und sind auch das, was ich praktiziere. Das bedeutet natürlich nicht, dass dies die einzig möglichen Optionen sind.

6:00 – Aufwachen

Das Licht am frühen Morgen hilft, die innere Uhr umzustellen, und signalisiert dem Körper, dass es Zeit ist aufzuwachen. Natürliches Licht erhöht den Cortisolspiegel und liefert die nötige Energie für den Start in den Tag.

6:30 – Leichte körperliche Betätigung

Bewegung am Morgen kann zur Regulierung des Schlaf-Wach-Rhythmus beitragen und hebt die Stimmung, indem sie den Endorphinspiegel erhöht. Leichte Bewegungen wie Stretching oder ein kurzer Spaziergang sind bestens geeignet.

7:00 – Frühstück

Ein ausgewogenes Frühstück bringt den Stoffwechsel in Schwung. Eiweiß, gesunde Fette und komplexe Kohlenhydrate sorgen für einen hohen Energielevel. Diese Mahlzeit sollte so gewählt werden, dass sie mit dem konkreten Zeitpunkt unserer Verdauungsenzymaktivität zusammenfällt. So wäre zum Beispiel zum Frühstück eine Scheibe Vollkorntoast mit Rührei und Spinat, dazu Himbeeren möglich. Dies wäre auch ein guter Zeitpunkt für grünen Tee oder Kaffee.

Bei Bedarf können wir den Zeitraum zwischen Frühstück und Mittagessen bei kleinem Hunger mit Snacks wie Joghurt, mehr Obst oder Nüssen auffüllen.

8:00 – Konzentriertes Arbeiten

Die kognitiven Funktionen, wie Gedächtnis und Konzentration, erreichen am Vormittag ihren Höhepunkt. Diese Zeit können wir nutzen für Aufgaben, die große geistige Anstrengung und Kreativität erfordern.

9:00 – 12:00 – Hocheffiziente Arbeit

Dies ist ein guter Zeitraum, um mit anspruchsvollen Aufgaben fortzufahren. Die Körpertemperatur fängt an zu steigen, was die kognitive Leistung und die Wachsamkeit fördert. Dies ist eine optimale Zeit für Besprechungen, Problemlösungen und analytische Arbeit. Schwierige Entscheidungen treffen wir besser jetzt – oder am nächsten Vormittag, denn im Verlauf des Tages sind wir meistens geistig nicht wieder so fit wie am Vormittag.

12:00 – Mittagessen

Ein nährstoffreiches Mittagessen mit Gemüse, fettarmem Eiweiß und Vollkornprodukten sollte bevorzugt werden. Schwere, fettige Speisen sollten vermieden werden, da sie zu Mittagsmüdigkeit führen können. Zum Beispiel eine Getreide-Bowl mit pflanzlichem Eiweiß (aus Quinoa und Kichererbsen), mit gehackter Gurke, Oliven, Feta-Käse und natürlich etwas Olivenöl, das ich persönlich sehr oft verwende (vielleicht ein bisschen zu viel).

13:00 – Kurzer Spaziergang

Ein kurzer Spaziergang nach dem Mittagessen fördert die Verdauung und verhindert das Energietief nach dem Essen. Natürliche Lichteinstrahlung während dieser Zeit trägt ebenfalls zur Regulierung des zirkadianen Rhythmus bei. Zum Beispiel mache ich normalerweise einen kurzen Spaziergang zu dem Ort, an dem ich zu Mittag esse, und gehe dann wieder nach dem Essen zurück. Manchmal kombiniere ich Gehen und Essen. Jeder von uns wird wissen, was besser passt und am meisten Freude macht.

13:30 – Leichte Arbeit

Beschäftigen Sie sich mit weniger anspruchsvollen Aufgaben. Der frühe Nachmittag ist ein natürlicher Zeitraum für ein leichtes Nachlassen der Wachsamkeit, konzentrieren Sie sich also auf Routinearbeiten oder administrative Aufgaben.

13:30 – Mittagsschlaf (wenn nötig)

Ich persönlich verspüre kein Bedürfnis nach einem Powernap, aber ein kurzes 10- bis 20-minütiges Nickerchen kann unsere Energie wieder aufladen, ohne den Nachtschlaf zu beeinträchtigen. Ein kurzes Nickerchen kann dazu beitragen, das Energietief nach dem Mittagessen zu überwinden, die Wachsamkeit und die kognitive Leistungsfähigkeit zu steigern, die Stimmung durch Stressabbau zu verbessern und eine mentale Pause einzulegen. Solche Powernaps sind wirksam für einen schnellen Schub an Energie.

Nickerchen, die länger als 30 Minuten dauern, können dazu führen, dass wir in tiefere Schlafstadien eintreten, was das Aufwachen erschwert und möglicherweise zu Müdigkeit führt (das groggy Gefühl nach dem Aufwachen). Falls mehr Zeit zur Verfügung steht und ein erholsameres Nickerchen erforderlich ist, kann ein vollständiger Schlafzyklus von etwa 90 Minuten vorteilhaft sein, da auf diese Weise ein vollständiger Zyklus von Leicht-, Tief- und REM-Schlaf durchlaufen werden kann.

15:00 – Kreative Aufgaben

Wachsamkeit und Energielevel steigen wieder an. Diese Zeit eignet sich für Brainstorming, kreative Aufgaben oder gemeinsame Arbeit.

16:30 – Körperliche Betätigung

Der späte Nachmittag ist ideal für intensivere körperliche Betätigung. Die Körpertemperatur nähert sich ihrem Höchststand, die Muskelkraft ist am höchsten, und die Leistungsfähigkeit des Herz-Kreislauf-Systems ist optimal, was das Verletzungsrisiko verringert.

18:00 – Abendessen

Ein leichtes, ausgewogenes Abendessen ist jetzt eine gute Entscheidung, zum Beispiel ein gegrillter Lachs mit buntem Gemüse, Kräutern und Gewürzen. Schwere Mahlzeiten und Koffein sollten vermieden werden, um eine gute Nachtruhe zu gewährleisten.

19:00 – Entspannung und Freizeit

Entspannende Aktivitäten wie Lesen, Hobbys oder Zeit mit der Familie sind jetzt das Richtige. Dies ist eine gute Zeit, um zu entspannen und den Alltagsstress abzubauen.

20:00 – Lichter dimmen

Es empfiehlt sich, das Licht zu dimmen und die Exposition gegenüber blauem Licht von Bildschirmen zu reduzieren. Geringere Lichtmengen signalisieren dem Körper, Melatonin, das Schlafhormon, zu produzieren.

Ab 21:00 – Vorbereitung auf den Schlaf

Sie können eine entspannende Schlafroutine ausprobieren: Aktivitäten wie sanftes Dehnen, Meditation, lesen oder das Hören beruhigender Musik können helfen, den Körper auf den Schlaf vorzubereiten. Für einen Krimi, der sehr spannend ist, ist es aus wissenschaftlicher Sicht zu spät, denn auch dabei werden mehrere Hormone wie zum Beispiel Adrenalin und Cortisol ausgeschüttet, die für einen guten Schlaf erst abgebaut werden müssen. Aber nichts spricht dagegen, einen spannenden Film früher zu schauen.

22:00 Uhr – 23:00 Uhr – Schlafen

Um diese Uhrzeit ins Bett zu gehen, ermöglicht eine ausreichende Anzahl von Schlafstunden. Für einen tiefen, erholsamen Schlaf ist es wichtig, dass die Schlafumgebung dunkel, kühl und ruhig ist.

Während der frühen Schlafphasen durchläuft der Körper bedeutende Reparatur- und Erholungsprozesse, die durch den Höhepunkt der Wachstumshormonproduktion begünstigt werden.

23:00 – 6:00 – Schlafzyklus

Ein regelmäßiger Schlafrhythmus fördert das allgemeine Wohlbefinden, indem er den zirkadianen Rhythmus unterstützt und die allgemeine Gesundheit und Leistungsfähigkeit verbessert.

WARUM DIESE ZEITEN?

Dieser Zeitplan orientiert sich an den natürlichen Höchst- und Tiefstwerten des zirkadianen Rhythmus und optimiert die physiologischen, kognitiven und emotionalen Funktionen während des Tages. Indem wir unsere täglichen Aktivitäten mit unserer biologischen Uhr abstimmen, können wir unsere Leistung steigern, unsere Gesundheit verbessern und das allgemeine Wohlbefinden steigern. Jede Aktivität ist zeitlich so abgestimmt, dass sie die natürlichen Schwankungen der Körpertemperatur, des Hormonspiegels und der Energie ausnutzt, um sicherzustellen, dass Sie die körpereigenen Rhythmen optimal nutzen.

In den nächsten Kapiteln schauen wir uns einzelne wichtige Bereiche eines Tagesablaufs genauer an: Energielevel, Schlaf, Ernährung und Sport. Es gibt aber auch Menschen, die aufgrund ihrer Lebensphase durch spezielle hormonelle Bedingungen oder aufgrund ihres Berufs besondere zirkadiane Bedürfnisse haben: Frauen, Jugendliche, Schichtarbeiter und eine besondere Art von Schichtarbeitern, die Astronauten. Auch auf diese Lebenssituationen werfen wir einen genaueren Blick.

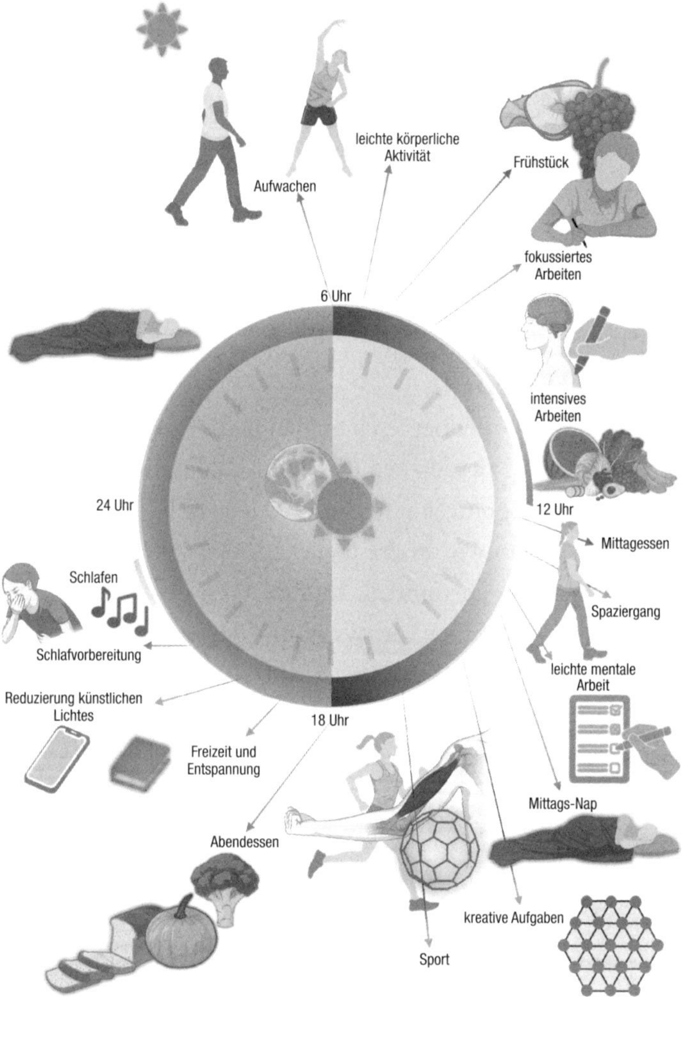

Ideale Tagesroutine im Einklang mit dem natürlichen zirkadianen Rhythmus (Die angegebenen Zeiten dienen als Referenz und können individuell abweichen.)

DEIN ZIEL: HIGH-LEVEL-ENERGIE

Unser zirkadianer Rhythmus spielt eine entscheidende Rolle bei der Regulierung unseres Energieniveaus während des Tages. Wenn wir diese Rhythmen verstehen, können wir unsere täglichen Aktivitäten optimieren und Spitzenleistungen aufrechterhalten.

Cortisol, ein Hormon, das Wachsamkeit und Energie fördert, folgt einem zirkadianen Muster, das am frühen Morgen seinen Höhepunkt erreicht und im Laufe des Tages allmählich abnimmt. Umgekehrt steigt Melatonin, das den Beginn des Schlafs signalisiert, am Abend an, wenn die Lichtverhältnisse abnehmen, und bereitet unseren Körper auf die Ruhe vor. Im Laufe des Tages folgt unser Energielevel normalerweise einem vorhersehbaren Muster. Viele Menschen sind morgens nach dem ersten Cortisolanstieg besonders wach und energiegeladen. Das hält meist bis zum Mittag an. Darauf folgt oft ein Energietief am frühen Nachmittag, das sogenannte Mittagstief, das sowohl durch den zirkadianen Rhythmus als auch durch Verdauungsprozesse beeinflusst wird. Eine weitere Energiespitze tritt in der Regel am frühen Abend auf, bevor unsere Power gegen Abend allmählich abnimmt.

Störungen unseres zirkadianen Rhythmus, wie unregelmäßiger Schlaf, nächtliches Kunstlicht und unregelmäßige Essenszeiten, können unsere innere Uhr aus dem Takt bringen. Diese Fehlanpassung kann zu chronischer Müdigkeit, Konzentrationsschwierigkeiten und verminderter körperlicher Leistungsfähigkeit führen. Menschen, die in Nachtschichten arbeiten oder häufig zwischen verschiedenen Zeitzonen hin- und herreisen, sind für diese Störungen besonders anfällig.

Die Folgen eines gestörten zirkadianen Rhythmus und eines schwankenden Energieniveaus haben eine Reihe negativer Auswirkungen auf Gesundheit und Wohlbefinden:

- **Müdigkeit und Schlafstörungen:** Eine chronische Störung kann zu Schlaflosigkeit, übermäßiger Tagesmüdigkeit und anderen schlafbezogenen Problemen führen.
- **Psychische Gesundheit:** Unregelmäßige Energiemuster werden mit einem erhöhten Risiko für Stimmungsstörungen wie Depressionen und Angstzustände in Verbindung gebracht.
- **Körperliche Gesundheit:** Gestörte zirkadiane Rhythmen können zu Stoffwechselproblemen, Herz-Kreislauf-Erkrankungen und einem geschwächten Immunsystem beitragen.

Wer in einem dieser Bereiche Probleme hat, sollte einmal seinen Alltag mit Blick auf den eigenen zirkadianen Rhythmus untersuchen. Dabei können meine Empfehlungen helfen.

MEINE EMPFEHLUNGEN

Um ein hohes Energieniveau aufrechtzuerhalten und die allgemeine Gesundheit zu fördern, ist es entscheidend, den Tagesablauf mit den natürlichen zirkadianen Rhythmen zu synchronisieren:

- **Konstanter Schlafrhythmus:** Die Festlegung einer regelmäßigen Schlafens- und Aufwachzeit pro Tag hilft, die innere Uhr des Körpers zu stabilisieren.
- **Lichtexposition:** Die Maximierung des natürlichen Lichts am Tag und die Minimierung des künstlichen Lichts in der Nacht unterstützen einen gesunden zirkadianen Rhythmus.
- **Körperliche Aktivität:** Regelmäßige körperliche Bewegung kann das Energieniveau steigern und die Regulierung des Schlafverhaltens unterstützen.
- **Ausgewogene Ernährung:** Regelmäßige Mahlzeiten und eine vitalstoffreiche Ernährung (siehe Kasten auf den Seiten 153 ff.) tragen dazu bei, dass das Energieniveau den ganzen Tag über konstant bleibt.

Fazit: Wenn wir verstehen, wie der zirkadiane Rhythmus unser Energieniveau beeinflusst, können wir fundierte Entscheidungen über unseren Tagesablauf treffen. Indem wir unsere Aktivitäten mit unserer natürlichen inneren Uhr synchronisieren, können wir unsere Energie steigern, unsere Gesundheit verbessern und ein produktiveres Leben führen.

DEIN ZIEL: DER BESTE SCHLAF DEINES LEBENS

Der Schlaf ist ein natürlicher und wesentlicher Zustand, der es unserem Körper und unserem Geist ermöglicht, sich zu erholen und zu verjüngen. Er wird durch ein komplexes Zusammenspiel von biologischen und umweltbedingten Faktoren gesteuert. Zwei Hauptprozesse regulieren unser Schlafverhalten: die Schlafhomöostase und der zirkadiane Rhythmus.

Die Schlafhomöostase bezieht sich auf den Bedarf des Körpers an Schlaf, der sich allmählich aufbaut, während wir wach sind. Im Laufe eines Tages sammeln sich Stoffe wie Adenosin[38] im Gehirn an, die Schläfrigkeit verursachen. Der Schlaf trägt dazu bei, diese Stoffe zu beseitigen, sodass wir uns beim Aufwachen erfrischt fühlen.

Der zirkadiane Rhythmus regelt unseren Schlaf-Wach-Rhythmus über einen Zeitraum von 24 Stunden und bestimmt die Phasen der Wachsamkeit und Schläfrigkeit als Reaktion auf äußere Signale wie Licht und Dunkelheit. Diese vom Gehirn gesteuer-

38 Adenosin ist ein Nebenprodukt des Zellstoffwechsels. Je aktiver wir tagsüber sind, desto mehr Adenosin sammelt sich im Gehirn an. Sport kann zum Beispiel den Adenosinspiegel im Gehirn erhöhen und den Schlaf fördern. Während des Schlafs wird Adenosin recycelt und der Adenosinspiegel im Gehirn sinkt.

ten Rhythmen reagieren empfindlich auf Faktoren wie veränderte Lichtverhältnisse (siehe Tabelle unten). Tageslicht fördert die Wachsamkeit, während die Dunkelheit den Beginn des Schlafs signalisiert. Melatonin spielt eine wichtige Rolle, da es abends ansteigt, um die Schläfrigkeit zu fördern, und morgens abfällt, um das Wachsein zu erleichtern. Gemeinsam sorgen die Schlafhomöostase und der zirkadiane Rhythmus dafür, dass wir zu optimalen Zeiten zur Ruhe kommen und uns an unsere Umwelt anpassen, um die allgemeine Gesundheit und das Wohlbefinden zu fördern.

ÜBLICHE BELEUCHTUNGSSTÄRKEN*

Beleuchtungsstärke	Beispiel
120.000 Lux	hellstes Sonnenlicht
111.000 Lux	helles Sonnenlicht
20.000 Lux	Schatten, bei klarem, blauem Himmel am Mittag
1000–2000 Lux	typischer bewölkter Tag am Mittag
400 Lux	Sonnenaufgang oder Sonnenuntergang an einem klaren Tag (Umgebungsbeleuchtung)
<200 Lux	dichte Gewitterwolken am Mittag
40 Lux	vollständig bewölkt bei Sonnenuntergang/Sonnenaufgang
<1 Lux	dichte Gewitterwolken bei Sonnenuntergang/Sonnenaufgang

* Die Beleuchtungsstärke ist der gesamte Lichtstrom, der auf eine Fläche pro Flächeneinheit fällt. Sie ist ein Maßstab dafür, wie stark das einfallende Licht die Fläche beleuchtet. Die Beleuchtungsstärke wird in Lux (lx) oder in Lumen pro Quadratmeter (lm/m^2) gemessen.

Eine erhöhte Variabilität des Schlafzeitpunkts – definiert als Unstimmigkeiten bei Schlafbeginn, -dauer oder -zeitpunkt über verschiedene Tage hinweg – wird durchweg mit negativen gesundheitlichen Auswirkungen in Verbindung gebracht, die nicht nur bei Schichtarbeitern, sondern auch in der Allgemeinbevölkerung beobachtet werden. Dies deckt sich mit den Ergebnissen von Studien über Schichtarbeit, insbesondere in Bezug auf Herz-Kreislauf-Erkrankungen.

Unterschiede im Schlafrhythmus stehen häufig mit Schwankungen der Lichtexposition, der Essenszeiten und der täglichen Aktivitäten in einer Wechselbeziehung. Das alles trägt insgesamt zu einer Störung und Verschiebung des zirkadianen Rhythmus bei. Tierstudien zeigen, dass solche Störungen die Reaktion des Immunsystems beeinträchtigen, sodass mehr gesundheitliche Probleme entstehen, und die Lebenserwartung verkürzen können. Das verdeutlicht die tiefgreifenden Auswirkungen von Umwelt- und Verhaltensfaktoren auf Schlaf und Gesundheit.

Jüngste Forschungsergebnisse bestätigen diese Erkenntnisse, denn sie bringen eine geringere Schlafrhythmik mit ungünstigen kardiometabolischen Ergebnissen in Verbindung und zeigen Ungleichheiten in der Schlafgesundheit zwischen verschiedenen demografischen Gruppen auf. Im Zuge der Entwicklung von Tagesabläufen, insbesondere als Reaktion auf Ereignisse wie die COVID-19-Pandemie, mehren sich die Hinweise darauf, dass eine größere Flexibilität im Tagesablauf die Regelmäßigkeit des Schlafs verbessern und die mit unregelmäßigen Schlafmustern verbundenen negativen gesundheitlichen Auswirkungen möglicherweise abmildern kann. Laufende Forschungsarbeiten unterstreichen zudem das dynamische Zusammenspiel von Schlaf, Gesundheit und Umwelteinflüssen und betonen die Notwendigkeit weiterer Untersuchungen zu optimalen Schlafpraktiken.

Um die Bedeutung des Schlafs und insbesondere die Rolle der zirkadianen Rhythmen zu erörtern, unterhielt ich (AR) mich erneut mit Michael W. Young (MWY) und Sofia Axelrod (SA), die wir bereits in Kapitel 1 auf Seite 43 kennengelernt haben; interessanterweise hat Sofia auch ein Buch über Schlaf geschrieben, das sich vor allem an Eltern mit Neugeborenen richtet.

AR: Warum schlafen wir überhaupt und welche Folgen hat der Schlafmangel für unsere Gesundheit und unser Wohlbefinden?

SA: Wir alle kennen die unmittelbaren Auswirkungen von Schlafentzug – wir fühlen uns schrecklich und wissen, dass völliger Schlafmangel tödlicher sein kann als Hungern. Die komplizierten zellulären und molekularen Prozesse, die während des Schlafs ablaufen, sind jedoch nach wie vor weitgehend rätselhaft. Forscher, zu denen auch ich gehöre, haben verschiedene Aspekte dieser Vorgänge enträtselt, doch ist es nach wie vor schwer, sie in einen kohärenten Rahmen einzubinden. Dieses Rätsel ist die Millionen-Dollar-Frage, und meines Erachtens ist das Urteil noch nicht gesprochen.

Die wissenschaftliche Gemeinschaft erforscht aktiv verschiedene Wege, um die Fragen »Was ist Schlaf?« und »Was sind seine Auswirkungen auf Krankheiten wie die Neurodegeneration?« zu beantworten. Ein interessantes Forschungsgebiet ist das glymphatische System, das den Abtransport von molekularem Abfall aus dem Gehirn während des Schlafs ermöglicht. Meine eigene Forschung überschneidet sich mit diesem Bereich und zeigt, wie die Durchlässigkeit der Blut-Hirn-Schranke mit der Schlafdauer schwankt.

Ein weiterer fesselnder Forschungsbereich betrifft die Rekalibrierung des Immunsystems. Jüngste Erkenntnisse deuten darauf hin, dass Schlafentzug einen gefährlichen Zytokinsturm auslöst, der möglicherweise Symptome wie erhöhte Infektionsanfälligkeit und Entzündungsreaktionen im Zusammenhang mit Schlafmangel erklärt. Diese Entdeckungen verdeutlichen das komplexe Zusammenspiel zwischen Schlaf, Gehirngesundheit und Immunfunktion und unterstreichen den dringenden Bedarf an weiteren Untersuchungen.

AR: Auf welche Aspekte des zirkadianen Rhythmus sollte der Einzelne aus deiner Sicht achten, um seine Schlafqualität zu verbessern?

MWY: Aus meiner eigenen Erfahrung und meinen Beobachtungen mit Modellorganismen kann ich sagen, dass Bemühungen um die Aufrechterhaltung eines konsistenten Rhythmus und die Einhaltung eines regelmäßigen Schlafmusters von Vorteil zu sein scheinen. Unsere jüngsten Veröffentlichungen unterstreichen die signifikante Auswirkung der Variabilität des Schlafrhythmus auf ein breites Spektrum von Gesundheits- und Leistungsergebnissen, einschließlich Sterblichkeit, Entzündungen, kognitiver Funktionen, Stoffwechselindikatoren, Stillen und psychischer Gesundheit.

Viele Studien, die sich mit dem Schlafmangel an Werktagen befassen, deuten darauf hin, dass ein Ausgleichsschlaf an arbeitsfreien Tagen – gemeinhin als »Nachholschlaf« bezeichnet – einige Gesundheitsrisiken abmildern kann. Unsere Arbeit deutet darauf hin, dass eine Verlängerung des Schlafs an arbeitsfreien Tagen um ein bis zwei Stunden oder ein Nickerchen, sofern dies möglich ist, von Vorteil sein kann, wenn sich Schlafmangel anhäuft. Allerdings sollten die möglichen zirkadianen Folgen des Ausschlafens an arbeitsfreien Tagen bedacht werden, denn sie können die zirkadianen Phasen verzögern und die Leistung an den nachfolgenden frühen Arbeits- oder Schultagen beeinträchtigen.

SA: Kürzlich hat eine Studie gezeigt, dass die Regelmäßigkeit des Schlafs die Sterblichkeit besser vorhersagen kann als die Schlafdauer. In den letzten zehn Jahren habe ich erhebliche Anstrengungen unternommen, um die Geheimnisse eines besseren Schlafs zu entschlüsseln – zunächst für mich selbst und meine Kinder, später dann auch für die Allgemeinheit. Ich habe diese Erkenntnisse in das sogenannte »Schlafdreieck« eingearbeitet, das aus drei kontrollierbaren Faktoren besteht: zirkadiane Rhythmen, Schlafdruck und Psychologie.

Zur Aufrechterhaltung der »zirkadianen Rhythmen« gehören ein konsistenter Weck- und Schlafrhythmus, die Exposition gegenüber Morgenlicht und die Minimierung der Lichtexposition vor dem Schlafengehen (mit Ausnahme von rotem Licht, das akzeptabel ist). »Schlafdruck« bedeutet, dass Sie Ihren persönlichen Schlafbedarf kennen, ohne zu versuchen, zu viel zu schlafen. Wenn Sie beispielsweise acht Stunden Schlaf benötigen und um 8 Uhr aufstehen müssen, sollten Sie um Mitternacht zu Bett gehen. Viele Menschen erleben einen fragmentierten Schlaf, wenn sie zu früh ins Bett gehen, was zu nächtlichem Erwachen führt, weil der Schlafdruck nicht nachhaltig genug ist.

Der dritte Aspekt, »Psychologie«, unterstreicht, dass Sorgen, Stress und psychische Probleme die Schlafqualität beeinträchtigen können und daher proaktiv behandelt werden müssen. Nur wenn man sich mit allen drei Komponenten befasst, kann man einen erholsamen Schlaf erreichen. Wichtig ist, dass diese Faktoren weitgehend in unserem Einflussbereich liegen, was Hoffnung auf wirksame Strategien zur Verbesserung des Schlafs gibt.

MEINE EMPFEHLUNGEN

Für einen guten Schlaf, der mit den zirkadianen Rhythmen des Körpers in Einklang steht, sind mehrere wichtige Schritte erforderlich.

Licht am Morgen: Am besten ist es, wenn wir uns morgens drei bis vier Stunden lang hellem Licht aussetzen, idealerweise mit etwa 1000 Lux. Dies stärkt den zirkadianen Rhythmus und bereitet uns auf den Tag vor. Mit weißem Licht mit einer Farbtemperatur von etwa 6000 Kelvin simulieren wir das natürliche Tageslicht und signalisieren unserem Körper, dass es Zeit zum Aufwachen ist.

Lichtanpassung am Abend: Wenn der Abend naht, sollten wir eine wärmere Beleuchtung mit einer maximalen Farbtemperatur von 3000 Kelvin wählen. Diese Verringerung der Lichtintensität unterstützt die Erhöhung der Melatoninproduktion, die durch starkes Licht gehemmt würde und die der Körper zur Vorbereitung auf den Schlaf benötig

Konstanter Schlafrhythmus: Ein konstanter Schlafrhythmus stärkt unseren zirkadianen Rhythmus. Das bedeutet, immer zur gleichen Zeit ins Bett zu gehen und aufzustehen, auch an den Wochenenden.

Entspannende Schlafenszeit-Routine: Es hilft, vor dem Schlafengehen eine entspannende Routine zu haben, wie Lesen oder ein warmes Bad nehmen, um dem Körper zu signalisieren, dass es Zeit ist, sich auf einen erholsamen Schlaf vorzubereiten.

Körperliche Aktivität: Sport kann das Schlafverhalten deutlich beeinflussen. Abendliches Training hilft, Stress abzubauen und einen besseren Schlaf zu erreichen. Wird jedoch in der Nacht Sport getrieben, erhöht sich die Körpertemperatur, die Herzfrequenz und das Nervensystem werden stimuliert, was das Einschlafen erschwert und ein frühzeitiges Aufwachen verursacht.

Störfaktoren meiden: Koffein und schwere Mahlzeiten kurz vor dem Schlafengehen sind zu vermeiden, da sie die Schlafqualität beeinträchtigen können.

Wenn wir diese Praktiken in unseren Tagesablauf integrieren, können wir unsere Schlafqualität optimieren und unser allgemeines Wohlbefinden steigern.

DEIN ZIEL: OPTIMALE ERNÄHRUNG

Die Ernährung habe ich jetzt schon öfter erwähnt, denn sie spielt eine entscheidende Rolle bei der Synchronisierung der natürlichen Rhythmen unseres Körpers, die verschiedene physiologische Prozesse regulieren, einschließlich Stoffwechsel und Verdauung. Diese zeitliche Abstimmung ist für eine optimale Gesundheit und ein hohes Energieniveau unerlässlich. Ein Ansatz, der zunehmend Beachtung findet, ist die zeitlich begrenzte Ernährung, bei der die Nahrungsaufnahme auf ein bestimmtes Zeitfenster am Tag beschränkt wird, das in der Regel mit den Tageslichtstunden übereinstimmt. Diese Praxis unterstützt nicht nur das Gewichtsmanagement, sondern trägt auch zur Aufrechterhaltung eines gesunden zirkadianen Rhythmus bei. Indem wir tagsüber essen und nachts fasten, unterstützen wir die natürlichen Stoffwechselzyklen unseres Körpers, verbessern die Verdauungseffizienz und fördern einen besseren Schlaf. Dieser Ansatz unterstreicht, wie wichtig es nicht nur ist, *was* wir essen, sondern auch *wann* wir essen, um eine harmonische Beziehung zwischen Ernährung und zirkadianem Rhythmus für das allgemeine Wohlbefinden zu fördern.

Die zeitlich begrenzte Ernährung (Time-Restricted Feeding, TRF), auch bekannt als intermittierendes Fasten oder Intervallfasten, ist ein Ernährungskonzept, bei dem die Stunden, in denen wir täglich Nahrung zu uns nehmen, begrenzt werden, während

Praktische Tipps für gesundes, zirkadianes Essen

Einheitliche Essenszeiten: Möglichst jeden Tag zu den gleichen Zeiten essen, um den natürlichen Rhythmus des Körpers zu unterstützen.

Spätes Essen in der Nacht vermeiden: Mahlzeiten mindestens zwei bis drei Stunden vor dem Schlafengehen beenden, um eine gute Verdauung zu ermöglichen und das Risiko einer Schlafstörung zu verringern.

Ausgewogene Mahlzeiten: Auf ausgewogene Mahlzeiten über den Tag verteilt achten, um das Energieniveau konstant zu halten, und große, schwere Mahlzeiten am Ende des Tages vermeiden.

die regelmäßigen Essenszeiten beibehalten werden. Der Grundgedanke besteht darin, die Essgewohnheiten mit den zirkadianen Rhythmen des Körpers zu synchronisieren, die unterschiedliche physiologische Prozesse steuern, einschließlich Stoffwechsel und Verdauung. Im Folgenden erläutere ich die TRF, ihre Vorteile und ihre Einsatzmöglichkeiten zur Gewichtserhaltung und -reduzierung.

Bei der TRF werden in der Regel alle täglichen Kalorien innerhalb eines bestimmten Zeitfensters (Essensfenster) aufgenommen, während der restlichen Stunden (Fastenzeit) wird auf die Kalorienzufuhr verzichtet. Wenn wir beispielsweise ein 12-Stunden-Essensfenster wählen (etwa von 8 bis 20 Uhr), fasten wir die restlichen 12 Stunden bis zum nächsten Morgen. Das ist nachweislich mit einem geringeren Gewicht sowie diversen positiven gesundheitlichen Effekten verbunden:

Verbesserte Stoffwechselgesundheit: TRF kann dazu beitragen, den Blutzuckerspiegel zu regulieren, die Insulinempfindlichkeit zu verbessern und Entzündungen zu verringern. All das wirkt sich positiv auf die allgemeine Stoffwechselgesundheit aus.

Einfachheit: Die TRF ist im Vergleich zu anderen Ernährungsformen relativ einfach, da sie sich in erster Linie darauf konzentriert, wann wir essen, und nicht, was wir essen. Allerdings sollten auch bei der TRF vitalstoffreiche Lebensmittel bevorzugt werden (siehe Kasten Seite 153). Es ist natürlich nicht so hilfreich, sich an die Zeitfenster zuhalten, dann aber nur Süßes und Junkfood zu essen.

Gewichtsmanagement: TRF kann bei der Gewichtskontrolle helfen, indem sie möglicherweise die Gesamtkalorienaufnahme reduziert und den Fettstoffwechsel verbessert.

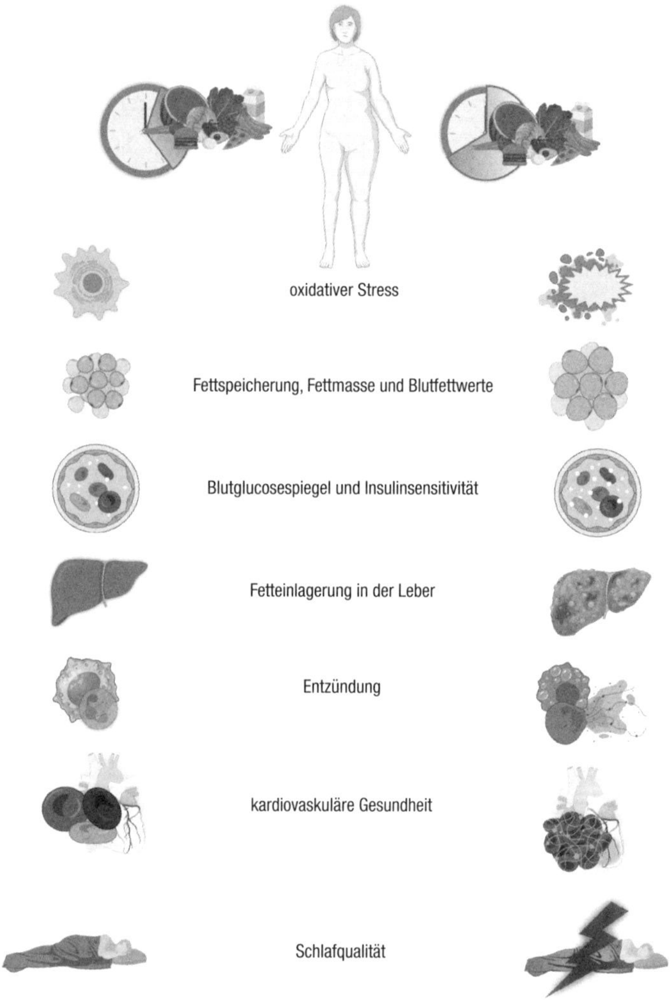

Einfluss des Intervallfastens auf Gesundheit (links) und Krankheit (rechts)

Verbesserter Schlaf: Die Anpassung des Essverhaltens an den zirkadianen Rhythmus kann eine bessere Schlafqualität fördern, die für die allgemeine Gesundheit und die Gewichtskontrolle von entscheidender Bedeutung ist. Dadurch wird die innere Uhr des

Körpers synchronisiert, die neben anderen physiologischen Prozessen den Schlaf-Wach-Rhythmus regelt. Warum das so ist? Dabei spielen mehrere Faktoren zusammen:

Zirkadiane Rhythmen und Verdauung: Die zirkadianen Rhythmen unseres Körpers beeinflussen Stoffwechselprozesse, einschließlich Verdauung und Energiestoffwechsel. Wenn wir zu Zeiten essen, die mit unseren natürlichen zirkadianen Rhythmen übereinstimmen, können diese Prozesse reguliert werden, was zu einer besseren allgemeinen Stoffwechselgesundheit führt.

Zeitliche Abstimmung der Mahlzeiten: Große Mahlzeiten kurz vor dem Schlafengehen können den Schlaf stören, da sie Verdauungsstörungen verursachen oder die Körpertemperatur erhöhen, was beides das Einschlafen und Durchschlafen beeinträchtigen kann. Mahlzeiten, die früher am Abend eingenommen werden, ermöglichen es unserem Körper, die Nahrung vor dem Schlafengehen richtig zu verdauen, was einen erholsameren Schlaf fördert.

Hormonelle Regulierung: Der zirkadiane Rhythmus reguliert die Freisetzung von Hormonen, die Hunger und Sättigung steuern, zum Beispiel Insulin, Ghrelin und Leptin. Regelmäßige Mahlzeiten tragen dazu bei, das Gleichgewicht dieser Hormone aufrechtzuerhalten, wodurch die Wahrscheinlichkeit von nächtlichem Hunger und Schlafstörungen verringert wird.

Synchronisierung der Körperuhr: Regelmäßige Essenszeiten können die innere Uhr unseres Körpers stärken, sodass es leichter ist, konstante Schlaf- und Wachzeiten einzuhalten. Diese Synchronisierung hilft unserem Körper, sich auf den Schlaf einzustellen und vorzubereiten, was die Schlafqualität verbessert.

Fazit: Die Anpassung der Essgewohnheiten an den zirkadianen Rhythmus unterstützt die natürlichen Prozesse des Körpers und fördert eine bessere Schlafqualität, indem der Stoffwechsel verbessert, die Hormone reguliert und die innere Uhr gestärkt wird. Dieser ganzheitliche Ansatz kann zu einem ruhigeren und erholsameren Schlaf führen.

Um mit TRF das Gewicht zu halten, sind folgende Richtlinien zu beachten:

Auswahl des Essensfensters: Legen Sie ein gleichbleibendes Essensfenster für Ihre täglichen Mahlzeiten fest, das zu Ihrem Zeitplan und Lebensstil passt, zum Beispiel zwölf Stunden von 8 bis 20 Uhr oder von 6:30 bis 18:30 Uhr.

Ausgewogene Mahlzeiten: Nehmen Sie während Ihres Essensfensters ausgewogene Mahlzeiten zu sich, die mageres Eiweiß, gesunde Fette und komplexe Kohlenhydrate aus viel Gemüse enthalten, damit Sie Ihren Nährstoffbedarf decken.

Spätabendliches Essen vermeiden: Nehmen Sie Ihre letzte Mahlzeit oder Ihren letzten Snack rechtzeitig vor dem Schlafengehen zu sich, um eine ausreichende Verdauung zu ermöglichen und den Schlaf nicht zu stören.

Genug Flüssigkeit: Trinken Sie den ganzen Tag über viel Wasser, um hydriert zu bleiben und den Hunger zu zügeln.

Konsequenz: Halten Sie sich konsequent an die von Ihnen gewählten Essenszeiten, auch an den Wochenenden, um den zirkadianen Rhythmus Ihres Körpers zu unterstützen und das metabolische Gleichgewicht zu erhalten.

Um die TRF zur Gewichtsreduktion einzusetzen, können Sie nach Rücksprache mit Ihrem Arzt die folgenden zusätzlichen Strategien anwenden:

Das Essensfenster verkürzen: Sie können Ihr Essensfenster auf acht bis zehn Stunden verkürzen (etwa 10 bis 18 Uhr), um die Fastenzeit zu verlängern. Das kann die Fettverbrennung fördern.

Kalorienzufuhr überwachen: Auch wenn die TRF keine strenge Kalorienzählung erfordert, ist es wichtig, innerhalb des Essensfensters nicht mehr Kalorien zu sich zu nehmen als verbraucht werden.

Vitalstoffreiche Lebensmittel bevorzugen: Konzentrieren Sie sich auf vitalstoffreiche Lebensmittel, um die allgemeine Gesundheit und Sättigung zu fördern.

Mit körperlicher Aktivität kombinieren: Binden Sie regelmäßige körperliche Aktivität ein wie Sport oder tägliche Bewegung, um den Stoffwechsel anzukurbeln und die Gewichtsabnahme zu unterstützen.

Vitalstoffreiche Ernährung: Warum und wie?

Gesunde, nährstoffreiche (vitalstoffreiche) Lebensmittel sind Lebensmittel, die im Verhältnis zu ihrem Kaloriengehalt eine große Menge an Vitaminen, Mineralstoffen und anderen nützlichen Inhaltsstoffen enthalten. Diese Lebensmittel tragen wesentlich zur Erhaltung der Gesundheit und zur Vorbeugung chronischer Krankheiten bei. Ihre wichtigsten Merkmale sind:

- **Hohe Nährstoffdichte:** Diese Lebensmittel sind reich an Vitaminen, Mineralien, Antioxidantien, Ballaststoffen und anderen wichtigen Nährstoffen, haben aber relativ wenig Kalorien. Lebensmittel mit hoher Nährstoffdichte liefern mehr Nährstoffe pro Kalorie im Vergleich zu weniger gesunden Optionen.
- **Vielfalt der Nährstoffe:** Der Körper braucht eine Vielzahl von essenziellen Nährstoffen, um richtig zu funktionieren, darunter Makronährstoffe (Proteine, Fette, Kohlenhydrate) und Mikronährstoffe (Vitamine, Mineralien).

Vorteile von nährstoffreichen Lebensmitteln

- **Verbesserte Gesundheit:** Sie tragen zur allgemeinen Gesundheit bei, indem sie die Körperfunktionen unterstützen, das Immunsystem stärken und das Risiko chronischer Krankheiten wie Herzkrankheiten, Diabetes und bestimmter Krebsarten verringern.

- **Energielevel:** Sie liefern dank ihres ausgewogenen Verhältnisses von Makronährstoffen und Ballaststoffen anhaltende Energie, was zur Regulierung des Blutzuckerspiegels beiträgt.
- **Gewichtsmanagement:** Sie helfen dabei, ein gesundes Gewicht zu halten, da sie sättigender sind und die Gefahr des Überessens verringern.
- **Geistiges Wohlbefinden:** Nährstoffe wie Omega-3-Fettsäuren, Vitamine und Mineralien unterstützen die Gesundheit des Gehirns und können die Stimmung und die kognitiven Funktionen verbessern.

Beispiele für nährstoffreiche Lebensmittel

- **Obst und Gemüse:** reich an Vitaminen (wie Vitamin C und A), Mineralstoffen (wie Kalium und Magnesium), Ballaststoffen und Antioxidantien. Beispiele sind Beeren, Blattgemüse, Brokkoli und Karotten.
- **Vollkorngetreide:** liefern Ballaststoffe, B-Vitamine und Mineralstoffe wie Eisen und Magnesium. Beispiele dafür sind Quinoa, Vollkornreis, Hafer und Vollkornweizen.
- **Magere Proteine:** haben einen hohen Anteil an essenziellen Aminosäuren und enthalten oft weitere wichtige Nährstoffe wie Eisen und B-Vitamine. Beispiele hierfür sind Hühnerbrust, Fisch, Bohnen, Linsen und Tofu.
- **Nüsse und Saaten:** Sie enthalten viele gesunde Fette, Proteine, Ballaststoffe, Vitamine und Mineralien. Beispiele sind Mandeln, Chiasamen, Leinsamen und Walnüsse.
- **Molkereiprodukte oder Molkereialternativen:** bieten Kalzium, Vitamin D und Eiweiß. Beispiele hierfür sind Joghurt, Milch, angereicherte Pflanzenmilch und Käse.

- **Gesunde Fette:** Wichtig für die Gesundheit des Gehirns und die Hormonproduktion. Zu den Quellen gehören Avocados, Olivenöl und fetter Fisch wie Lachs.

Bei Bedarf anpassen: Überwachen Sie Ihre Fortschritte und passen Sie Ihr Essensfenster oder Ihre Lebensmittelauswahl bei Bedarf an, um Ihre Abnehmziele zu erreichen und gleichzeitig eine angemessene Ernährung und Energieversorgung sicherzustellen.

Durch die Einführung einer zeitlich begrenzten Ernährung und die Berücksichtigung dieser Richtlinien kann der Einzelne seine Stoffwechselgesundheit verbessern, sein Gewicht effektiv kontrollieren und sein allgemeines Wohlbefinden durch eine achtsame, an den natürlichen biologischen Rhythmen orientierte Ernährungsweise fördern.

Um die physiologischen und hormonellen Veränderungen in unserem Körper näher zu beleuchten, habe ich ein weiteres Gespräch mit Henrik Oster und Monika Rau geführt, die beide Experten für Stoffwechsel und zirkadiane Rhythmen sind und die wir bereits auf Seite 29 beziehungsweise 88 getroffen haben.

AR: Die zeitlich begrenzte Ernährung hat wegen ihrer potenziellen Anti-Aging-Wirkung an Aufmerksamkeit gewonnen. Wie funktioniert die zeitlich begrenzte Ernährung, einschließlich zirkadianer Überlegungen (Tageszeit für Mahlzeiten, die auf die zirkadiane Uhr abgestimmt ist), und wie wirkt sie sich auf die Hormonregulation und die Langlebigkeit aus?

HO: Als Intervallfasten bezeichnet man Diätpläne, bei denen die Zeitfenster, in denen Nahrung aufgenommen wird, eingeschränkt sind. Verbreitet sind Systeme wie 1:1 (1 Tag essen, gefolgt von 1 Tag fasten) oder 5:2 (5 Tage essen, gefolgt von 2 Tagen fasten). Aus chronobiologischer Perspektive interessant sind Pläne, bei denen das tägliche Nahrungsaufnahmefenster verkleinert wird, zum Beispiel auf 12, 10, 8 oder sogar nur 6 Stunden täglich. Hier kommen dann zwei Einflüsse zusammen: Das tägliche Fastenintervall (je nach System zwischen 12 und 18 Stunden) wirkt sich positiv auf Stoffwechselfunktionen wie die Insulinsensitivität und den Fettabbau (Lipolyse) aus. Zudem sorgt die zeitlich festgelegte Nahrungsaufnahme für eine Stabilisierung der zirkadianen Uhrenrhythmik in stoffwechselassoziierten Geweben wie der Leber und dem Magen-Darm-Trakt. Auch hormonbildende Gewebe sind davon betroffen – zum Beispiel die Bauchspeicheldrüse (Insulin und Glucagon) und die Nebenniere (Cortisol und Aldosteron) – und die Rhythmen der dort gebildeten Hormone werden ebenfalls beeinflusst. Das wiederum kann positive Effekte auf den Energiestoffwechsel und auf andere altersrelevante Prozesse wie Immunfunktion und Zellregeneration haben.

AR: Gibt es Therapieansätze für Lebererkrankungen, die den zirkadianen Rhythmus berücksichtigen, und wie können diese Interventionen die zirkadiane Uhr der Leber berücksichtigen, um die Wirksamkeit der Behandlung und die Ergebnisse der Patienten zu verbessern?
MR: Bisher wird die zirkadiane Rhythmik in der Therapie von Lebererkrankungen nicht eingehend berücksichtigt. Bei der MASLD[39] werden derzeit verschiedene Wirkstoffe in klinischen Studien getestet, die in Stoffwechselprozesse eingreifen, die einer zirkadianen Rhythmik unterliegen. Beispielsweise aktiviert ein Wirkstoff einen selektiven Schilddrüsenhormonrezeptor in der Leber. Schilddrüsenhormone unterliegen einer zirkadianen Rhythmik, sodass auch der Zeitpunkt der Wirkstoffeinnahme mit einer unterschiedlichen Wirksamkeit auf die Behandlung der MASLD einhergehen kann. Ob der Zeitpunkt der Einnahme einen relevanten Unterschied macht, ist bisher noch nicht ausreichend untersucht worden. Medikamente werden häufig in der Leber verstoffwechselt, sodass tageszeitabhängige Unterschiede in der Verstoffwech-

39 Metabolisch dysfunktionsassoziierte steatotische Lebererkrankung (MASLD, von englisch: Metabolic Associated Steatotic Liver Disease)

selung von Medikamenten möglich sind und diese die Therapie beeinflussen können. Diese Zusammenhänge werden derzeit in Studien beispielsweise auch bei Tumortherapien untersucht.

Wichtig: MASLD ist eine Erkrankung, die durch die Ansammlung von Fett aus Nahrungsmitteln in der Leber gekennzeichnet ist und nicht auf Alkoholkonsum zurückgeht. Beispielsweise wird Fructose, also Fruchtzucker, der nicht nur in Obst, sondern in vielen Fertigprodukten enthalten ist, direkt in der Leber verstoffwechselt. Dort wird Fructose in Form von Fett gespeichert, wenn ihre Energie nicht vom Körper benötigt wird. MASLD wird häufig mit Stoffwechselstörungen wie Fettleibigkeit, Insulinresistenz und Typ-2-Diabetes in Verbindung gebracht.

Die zirkadianen Rhythmen regulieren wichtige Stoffwechselprozesse, darunter die Insulinausschüttung und den Kohlenhydrat- und Fettstoffwechsel. Eine Störung dieser Rhythmen, die oft durch unregelmäßige Essensgewohnheiten oder nächtliches Essen verursacht wird, kann diese Stoffwechselprozesse beeinträchtigen und zu Erkrankungen wie MASLD beitragen.

GESUNDE LEBER STATT MASLD

Wer sein Essverhalten an die zirkadianen Rhythmen anpasst, indem er bei Tageslicht isst und Mahlzeiten am späten Abend vermeidet, kann zur Optimierung seiner Stoffwechselfunktionen beitragen. Studien deuten darauf hin, dass das Essen zu unregelmäßigen Zeiten oder spät in der Nacht das Risiko für die Entwicklung von MASLD erhöhen kann, da die normalen Stoffwechselzyklen der Leber gestört werden.

Eine Ernährung, die reich an Vitalnährstoffen ist, unterstützt die allgemeine Gesundheit des Stoffwechsels und kann dazu beitragen, MASLD vorzubeugen oder zu behandeln. Der Verzehr von Vollwertkost mit einem hohen Anteil an Ballaststoffen, Antioxidantien und gesunden Fetten trägt dazu bei, die Ansammlung von Leberfett zu verringern und die Insulinempfindlichkeit zu verbessern.

Die Leber hat wie unsere anderen Organe (und eigentlich jede Zelle) eine eigene zirkadiane Uhr, die ihre Stoffwechselaktivitäten, einschließlich des Fettstoffwechsels und der Entgiftungsprozesse, reguliert. Eine Störung der zirkadianen Rhythmen kann zu einer Fehlregulierung dieser Funktionen führen und so zur Entwicklung von MASLD beitragen, zumal zirkadiane Rhythmen auch die Freisetzung von Hormonen wie Insulin regulieren, das eine entscheidende Rolle im Kohlenhydrat- und Fettstoffwechsel spielt. Eine auf die zirkadianen Rhythmen abgestimmte Ernährung kann dazu beitragen, das hormonelle Gleichgewicht aufrechtzuerhalten und so das Risiko einer Insulinresistenz und der nachfolgenden MASLD zu verringern.

Es ist gar nicht schwierig, die zirkadiane Rhythmik zur Vorbeugung gegen MASLD mit einzuspannen:

- Regelmäßige Essenszeiten: Die Festlegung regelmäßiger Essenszeiten, die mit den natürlichen zirkadianen Rhythmen übereinstimmen (zum Beispiel Essen bei Tageslicht), kann dazu beitragen, die Gesundheit des Stoffwechsels zu unterstützen und das Risiko von MASLD zu verringern.
- Vermeiden von Mahlzeiten zu später Stunde: Der Verzicht auf große Mahlzeiten oder Snacks am späten Abend kann Störungen des zirkadianen Rhythmus verhindern und die Leberfunktion sowie die allgemeine Stoffwechselgesundheit verbessern.

Das alles hilft nur, wenn die Ernährung ausgewogen ist: Eine ausgewogene Ernährung, die reich an Vollwertkost, Ballaststoffen und gesunden Fetten ist, kann die Gesundheit der Leber unterstützen und das Risiko von Stoffwechselstörungen im Zusammenhang mit MASLD verringern.

Fazit: Die Nutzung der Kraft des zirkadianen Rhythmus, kombiniert mit einer optimalen und zeitlich begrenzten Ernährung kann unsere Gesundheit und unser Wohlbefinden erheblich verbessern. Das Zusammenspiel von MASLD, zirkadianen Rhythmen und Ernährung unterstreicht die Bedeutung von Zeitpunkt und Qualität der Nahrungsaufnahme für die Aufrechterhaltung der Stoffwechselgesundheit. Indem wir unsere Essgewohnheiten auf die zirkadianen Rhythmen abstimmen und uns auf eine vitale, nährstoffreiche Ernährung konzentrieren, können wir die Leberfunktion unterstützen, die Stoffwechselprozesse verbessern, das Risiko der Entwicklung von MASLD verringern, ein gesundes Gewicht halten und unsere allgemeine Vitalität steigern. Kleine, konsequente Veränderungen können tiefgreifende Vorteilen für ein gesünderes Leben bringen.

DEIN ZIEL: SPORTLICHE HIGH PERFORMANCE

Zirkadiane Rhythmen haben einen erheblichen Einfluss auf die sportliche Leistung und beeinflussen Kraft, Ausdauer und Reaktionszeit. Diese Rhythmen regulieren wesentliche physiologische Funktionen wie die Körpertemperatur, die Hormonausschüttung und die Muskelfunktion und wirken sich somit direkt auf die Gesamtleistung aus.

Körperliche Leistungskomponenten wie aerobe und anaerobe Kraft, Muskelausdauer, Flexibilität und Hormonausschüttung folgen zirkadianen Mustern. Die Höchstleistung wird im Allgemeinen am späten Nachmittag erreicht, wenn die Körpertemperatur und die Muskelfunktion optimal sind. Störungen des zirkadianen Rhythmus, wie Jetlag oder unregelmäßiger Schlaf, können die Leistung stark beeinträchtigen. Daher ist die Anpassung der Trainingspläne an den natürlichen Rhythmus des Körpers entscheidend für die Verbesserung der sportlichen Leistungsfähigkeit.

Durch die Abstimmung von Trainings- und Wettkampfzeiten auf die innere Uhr von Athleten können Sportwissenschaft und Trainingsprogramme die Ergebnisse effektiv optimieren und Spitzenleistungen fördern. Organisatoren und Trainer im Leistungssport sollten bei der Planung von Trainings- und Wettkampfplänen die Auswirkungen des zirkadianen Rhythmus auf die Athleten berücksichtigen, um die Leistung zu maximieren.

Medienfreundliche Wettkampfzeiten

Da Leistungssport sehr stark durch Werbung finanziert wird, werden die Wettkampfzeiten oft so gelegt, dass sie von möglichst vielen Zuschauern im Fernsehen oder Internet gesehen werden können. Das führt zu Zeitplänen mit Endausscheidungen nach 22 Uhr oder noch später. Höchstleistungen müssen also erbracht werden, wenn der zirkadiane Rhythmus eigentlich Ruhe und Schlaf vorsieht.

EINFLUSS DER TAGESZEIT AUF DIE SPORTLICHE LEISTUNG

Die intrinsische zirkadiane Uhr hilft Sportlern dabei, die Energieverwertung zu optimieren und wesentliche physiologische Funktionen aufrechtzuerhalten, die für körperliche Höchstleistungen entscheidend sind. Periphere Uhren in lebenswichtigen Organen wie Herz, Leber, Nieren, Lunge und Nebennieren tragen unabhängig voneinander zur allgemeinen physiologischen

Funktion bei und bleiben gleichzeitig mit der Hauptuhr im Gehirn synchronisiert. Die Synchronisierung der zirkadianen Rhythmen über physiologische, metabolische und psychologische Variablen hinweg wirkt sich äußerst positiv auf die Leistung der Sportler aus.

Die Verbesserung der sportlichen Leistung ist sowohl für Profis als auch für Amateursportler ein wichtiges Ziel, bei dem ein angemessenes Training eine entscheidende Rolle spielt. Die Forschung unterstreicht immer wieder die Vorteile des Trainings am Nachmittag für die Steigerung der sportlichen Leistung. Die Spitzenwerte der zirkadianen Rhythmen, insbesondere in Bezug auf die kardiovaskulären Parameter am Nachmittag, tragen erheblich zur Verbesserung der sportlichen Leistung während dieser Zeit bei.

Die sportliche Leistung variiert im Laufe des Tages, und die Organisation von Trainingseinheiten in Übereinstimmung mit der optimalen zirkadianen Zeit eines Sportlers kann die Leistung verbessern. Ein Training außerhalb dieser Spitzenzeiten kann zu einer verminderten körperlichen Leistung führen. Der Großteil der Literatur belegt den Einfluss der biologischen Uhr auf die sportliche Leistung während des Tages.

Die zirkadianen Rhythmen beeinflussen auch die Aufmerksamkeit und die körperliche Leistung. Die Planung von Sportwettkämpfen über den ganzen Tag hinweg optimiert also die Leistungsergebnisse nicht unbedingt. So wurde in einer Studie festgestellt, dass die Leistung von Turnerinnen am Abend deutlich höher ist, insbesondere bei reaktiven Kraftaufgaben, während die koordinativen Fähigkeiten unabhängig von der Tageszeit gleich bleiben. Andere Studien haben gezeigt, dass die Leistung bei Geschicklichkeitsaufgaben am Morgen am höchsten ist, während körperlich anspruchsvolle Aufgaben am Abend besser ausgeführt werden.

Erkenntnisse aus verschiedenen Sportarten

Wie bereits erwähnt, ist die sportliche Leistung eng mit den zirkadianen Rhythmen verknüpft, die körperliche Funktionen wie Muskelkraft, Koordination und Herz-Kreislauf-Leistung regulieren. Studien deuten darauf hin, dass Sportler zu bestimmten Tageszeiten bessere Leistungen erbringen können, wenn diese Rhythmen ihren natürlichen Höhepunkt erreichen, häufig am späten Nachmittag oder am frühen Abend. Die aktuelle Forschung befindet sich jedoch noch im Aufbau, und es sind weitere Studien erforderlich, um diese Erkenntnisse für verschiedene Sportarten, individuelle zirkadiane Profile von Sportlern und unterschiedliche Trainingspläne zu validieren. Das Verständnis der genauen Beziehung zwischen zirkadianen Rhythmen und Spitzenleistungszeiten wird sehr wahrscheinlich zu optimierten Trainingsplänen führen und die sportlichen Ergebnisse verbessern.

- **Fußball:** Zwei unabhängige Studien, die die tageszeitlichen Schwankungen bei acht männlichen Fußballspielern untersuchten (in jeder Studie) ergaben, dass um 20:00 Uhr die Wachsamkeit ihren Höhepunkt erreichte und die Müdigkeit am geringsten war. Die höchste Leistung lag zwischen 16:00 und 20:00 Uhr.
- **Radsport:** Mehrere Studien haben gezeigt, dass die Spitzenleistung abends signifikant höher ist als morgens. Auch ein 1000-Meter-Zeitfahren (18:00 Uhr versus 8:00 Uhr) absolvieren Radfahrer abends schneller als morgens.
- **Schwimmen:** In einer Studie wurden olympische Schwimmzeiten (von 2004 bis 2016) zur Ermittlung von tageszeitlichen und zirkadianen Effekten unter maximalen Motivationsbedingungen verwendet. Es wurden Daten von 144 Athleten, die Hälfte weiblich, berücksichtigt, die es ins Finale geschafft hatten. Die Leistung wurde stark von der Tageszeit beeinflusst,

wobei die schnellsten Schwimmzeiten am späten Nachmittag um 17:12 Uhr erzielt wurden, was einer um 0,32 Prozent verbesserten Leistung im Vergleich zu 08:00 Uhr entspricht. Der Tageszeit-Effekt übersteigt die Zeitdifferenz zwischen Bronze oder keiner Medaille in 61 Prozent, Silber- und Bronzemedaille in 64 Prozent und Gold- und Silbermedaille in 40 Prozent der Endrunden.

- **Laufen:** Die beste Tageszeit für das Laufen, insbesondere für das Erreichen von Spitzenleistungen, ist im Allgemeinen der späte Nachmittag oder der frühe Abend. Studien haben gezeigt, dass physiologische Faktoren wie Körpertemperatur, Muskelkraft und Sauerstoffverbrauchseffizienz zu diesen Zeiten höher sind, was die Laufleistung verbessern kann. So ergab eine Studie, dass die aerobe Ausdauer und die anaerobe Leistung zwischen 16:00 und 19:00 Uhr ihren Höhepunkt erreichen, was diesen Zeitraum ideal für hochintensive Laufeinheiten macht. Eine andere Studie hat gezeigt, dass Läufer am späten Nachmittag schnellere Zeiten erreichen und eine geringere empfundene Anstrengung angeben als am Morgen.
- **Sprungleistung:** Die Leistungen beim Hocksprung und beim Sprung aus der Gegenbewegung waren den Berichten zufolge um 17 Uhr signifikant höher als um 7 Uhr.
- **Anaerobe Leistung und Sprunghöhe:** Eine Metaanalyse von 29 Studien lieferte deutliche Hinweise darauf, dass die anaerobe Leistung und die Sprunghöhe zwischen 13 und 20 Uhr maximal sind, und lieferte gewisse Anzeichen dafür, dass die Handgriffkraft zwischen 14 und 21 Uhr ihren Höhepunkt erreicht.
- **Gleichgewicht:** Eine Studie untersuchte das dynamische und statische Gleichgewicht bei 34 Sportlern und stellte fest, dass die Tageszeit nur das statische Gleichgewicht beeinflusst.

Dagegen ergab eine weitere Studie, dass sowohl das dynamische als auch das statische Gleichgewicht von der Tageszeit beeinflusst werden, wobei die Spitzenwerte am Nachmittag beobachtet wurden.

INDIVIDUELLE VARIATIONEN UND OPTIMALE TRAININGSZEITEN

Die optimalen Leistungszeiten von Athleten variieren je nach ihrer zirkadianen Typologie. Studien haben gezeigt, dass Spitzenschwimmer bessere Leistungen erbringen und weniger Energie verbrauchen, wenn das Training auf ihre zirkadianen Spitzenzeiten abgestimmt ist. Das morgendliche Training kann für Schwimmer weniger effektiv sein, wenn sie von Natur aus keine Morgentypen sind, weil sie morgens möglicherweise langsamer sind und mehr Energie verbrauchen. Umgekehrt zeigen Abendtypen bei abendlichen Trainingseinheiten oft eine bessere Leistung und ein höheres Anstrengungsniveau. Trainingseinheiten am Nachmittag sind im Allgemeinen effektiver als solche am Morgen oder Abend. Einige Studien weisen jedoch darauf hin, dass die Tageszeit nur minimale Auswirkungen auf die körperliche Leistungsfähigkeit hat. Ein Training kann daher zu jeder Tageszeit gleich vorteilhaft sein. Andere Untersuchungen weisen auf signifikante tageszeitliche Schwankungen bei der VO_2-Maximalkapazität[40] sowie der Bein- und Armkraft hin – das unterstützt die Vorstellung von zeitabhängigen körperlichen Fähigkeiten. Um endgültige Schlussfolgerungen zu ziehen, sind weitere Untersuchungen erforderlich, aber es ist klar, dass es keinen universellen Ansatz

40 VO_2max oder maximale Sauerstoffaufnahme ist ein Maß für die maximale Sauerstoffmenge, die eine Person bei intensiver körperlicher Betätigung verbrauchen kann. Sie wird häufig als Milliliter Sauerstoff pro Kilogramm Körpergewicht pro Minute (ml/kg/min) angegeben. VO_2max gilt als einer der besten Indikatoren für kardiovaskuläre Fitness und aerobe Ausdauer.

gibt. Die Leistungsoptimierung hängt stark von den individuellen zirkadianen Rhythmen ab.

Das Verständnis dieser zeitabhängigen Schwankungen in der sportlichen Leistung kann zu optimalen Trainings- und Wettkampfplänen führen, die auf die Bedürfnisse und zirkadianen Rhythmen jedes einzelnen Sportlers zugeschnitten sind. Daher sollten Sportler den Tageszeit-Effekt im Leistungssport berücksichtigen.

SPORTLICHE LEISTUNG, ZEITPUNKT DER NAHRUNGSAUFNAHME UND KALORIENREDUZIERTE ERNÄHRUNG

Sporternährung ist ein Spezialgebiet, das die Auswirkungen des Zeitpunkts der Nahrungsaufnahme, der Ernährungsqualität und der kalorienreduzierten Ernährung auf die körperliche Leistungsfähigkeit von Sportlern untersucht. Es wurde berichtet, dass Ernährungsmaßnahmen die Schlafqualität und -quantität bei Sportlern verbessern können, obwohl noch mehr Forschung erforderlich ist, um die Beziehung zwischen Schlaf und Ernährung vollständig zu verstehen.

In Studien wurden auch die Auswirkungen des Ramadan-Fastens auf die sportliche Leistung untersucht. Die Ergebnisse zeigen eine Verschlechterung der körperlichen Leistungsfähigkeit während des Ramadan-Fastens und weisen auf eine stärkere Auswirkung des frühen Sahur (letzte Mahlzeit vor der Morgendämmerung) hin. Daher könnte die Einnahme eines späten Sahur, das näher am Sonnenaufgang liegt, als wirksame Strategie vorgeschlagen werden, um den körperlichen Leistungsrückgang bei kurzfristigen hochintensiven Übungen zu minimieren.

Es gibt jedoch nur wenige Informationen darüber, wie der Zeitpunkt der Nahrungsaufnahme und eine kalorienreduzierte oder zeitlich begrenzte Ernährung die sportliche Leistung im zirkadianen Rhythmus beeinflussen. Es muss unbedingt ermittelt werden, ob diese Ernährungsformen als Synchronisatoren physiologischer zirkadianer Rhythmen bei Sportlern wirken könnten. Zwar sind weitere Forschungen erforderlich, um diese Möglichkeit zu erkunden, doch deuten viele Studien darauf hin, dass das Timing der Nahrungsaufnahme bei Tiermodellen ein starker Synchronisator zirkadianer Rhythmen ist.

AUSWIRKUNGEN DES JETLAGS AUF DIE SPORTLICHE LEISTUNG

International aktive Sportler reisen oft über mehrere Zeitzonen hinweg, um an Turnieren teilzunehmen, was ihre innere Uhr aus dem Takt bringen und zu einem Jetlag führen kann. Dieser Zustand ist besonders störend, wenn die Reise in Richtung Osten geht, im Vergleich zu Reisen in Richtung Westen.

Jetlag kann wie bereits auf Seite 26 ausführlicher dargestellt zu Reizbarkeit, Schlafstörungen, Konzentrationsmangel, Muskelkoordinationsproblemen, Depressionen, Müdigkeit, Appetitlosigkeit und Magen-Darm-Störungen führen, die alle die sportliche Leistung beeinträchtigen. Außerdem werden die Stimmung und die kognitiven Funktionen negativ beeinflusst, was sich sowohl auf die individuelle Leistung als auch auf die eines Teams auswirkt.

Eine Studie zur Messung von Herzfrequenz, Blutdruck, Jetlag-Symptomen und Trainingsleistung bei Sportlern ergab, dass der Blutdruck nach einer Reise in Richtung Westen anstieg und nach einer Reise in Richtung Osten sank. Jetlag-Symptome und verminderte sportliche Leistungen hielten bei Westreisenden bis zu fünf bis sechs Tagen an und bei Ostreisenden bis zu sieben Tage. Schnelles Reisen über mehrere Zeitzonen hinweg kann auch zu Schlafmangel oder chronischem Schlafentzug führen, was eine Unterdrückung des Immunsystems zur Folge hat und sich negativ auf Verhalten und Leistung auswirkt.

Eine Analyse der US-amerikanischen National Football League über einen Zeitraum von 25 Jahren ergab, dass die Mannschaften der Westküste (WC) mehr Spiele gewannen als die Mannschaften der Ostküste (EC). Die WC-Mannschaften reisten nach Osten und trugen ihre Spiele um 18 Uhr nach ihrer Körperuhr aus, während die EC-Mannschaften nach Westen reisten und nach ihrer Körperuhr um Mitternacht spielten, zu ihrer schlechtesten Leistungszeit.

Die natürliche Anpassung an neue Zeitzonen erfolgt zwar, ist aber ein langsamer Prozess. Daher müssen Sportler und Trainer Strategien kennen, um den Jetlag zu mildern. Zu den wirksamen Strategien gehören Melatoninbehandlung, Präadaptation, strategisches Schlafen und Nickerchen, zeitlich abgestimmte Exposition gegenüber hellem Licht, sportliche Betätigung und zeitlich auf die Reiserichtung abgestimmtes Training:

Melatoninbehandlung: Die Einnahme von Melatonin kann den zirkadianen Rhythmus von Sportlern wirksam wiederherstellen, insbesondere wenn sie zwischen verschiedenen Zeitzonen reisen oder unregelmäßige Schlafmuster haben. Der Zeitpunkt und die Dosierung von Melatonin sind für seine Wirksamkeit entscheidend. Die Einnahme von Melatonin am frühen Abend fördert die Vorverlagerung der Schlafphase, was bei Reisen in den Osten von Vorteil ist, da es dem Körper hilft, sich an eine frühere Zeitzone anzupassen. Umgekehrt unterstützt die Einnahme von Melatonin am Morgen die Phasenverzögerung, was für Reisen in den Westen nützlich ist, da es dem Körper hilft, sich auf eine spätere Zeitzone einzustellen.

Melatonin, das vor dem Schlafengehen eingenommen wird, verbessert nachweislich die Schlafeffizienz und reguliert den Schlaf-Wach-Rhythmus bei Sportlern. Darüber hinaus deuten

Studien darauf hin, dass die morgendliche Einnahme von Melatonin die kognitive und körperliche Leistungsfähigkeit im Laufe des Tages verbessern kann. Die Wirkung von Melatonin hängt jedoch in hohem Maße vom Zeitpunkt der Einnahme und der verwendeten Dosierung ab. Daher ist es unbedingt erforderlich, einen Arzt zu konsultieren, bevor eine Melatoninergänzung begonnen wird, um eine sichere und wirksame Anwendung zu gewährleisten.

Präadaptation: Den Athleten wird im Allgemeinen empfohlen, ihren Schlafrhythmus einige Tage vor der Abreise an die Zeitzone des Reiseziels anzupassen. Diese Voranpassung hilft, die Dauer des Jetlags zu verkürzen. Reisende können den Jetlag abmildern, indem sie ihren Schlafrhythmus vor der Reise auf die Zeitzone des Reiseziels abstimmen und früher oder später schlafen.

Nickerchen: Ein Nickerchen tagsüber stellt nachweislich Energie und Ausdauer wieder her und ist damit ein wertvolles Erholungsinstrument für Sportler. Es kann die Auswirkungen des Schlafmangels ausgleichen, indem es die geistige und körperliche Leistungsfähigkeit, die Wachsamkeit, das Kurzzeitgedächtnis, die Genauigkeit, die Sprint- und Reaktionszeiten verbessert. In einer Studie wurde empfohlen ein Nickerchen (siehe Seite 135) von 20 bis 90 Minuten Dauer und zwischen 13 und 16 Uhr in Betracht zu ziehen. Außerdem sollten Sportler vor dem Training oder Wettkampf 30 Minuten Zeit haben, um die Schlafträgheit abzubauen, um bessere Leistungen zu erzielen.

Lichttherapie: Wenn wir am Morgen hellem Licht ausgesetzt sind, wird die innere Uhr vorverlegt, während sie am späten Abend verzögert wird. Diese Methode kann dazu beitragen, die zirkadiane Uhr in Übereinstimmung mit der Reiserichtung zu korrigieren. Lichttherapeutische Maßnahmen können die negativen Auswirkungen von Wettkampfzeiten auf die Leistung und Reaktionszeit von Spitzensportlern wirksam minimieren. Darüber hinaus können Brillen mit künstlichem Licht die Athleten dabei unterstützen, ihren Schlaf-Wach-Rhythmus auf die Wettkampfzeiten abzustimmen.

Sportliche Betätigung: Der Zeitpunkt der sportlichen Betätigung kann das Schlafverhalten erheblich beeinflussen. Sport am Abend fördert den Nachtschlaf, während Sport in der Nacht den Schlaf beeinträchtigen und zu einem frühen Aufwachen führen kann. Dieses Konzept, das als Chrono-Training bekannt ist, zielt darauf ab, Störungen des zirkadianen Rhythmus des Körpers, insbesondere solche, die durch Stoffwechselstörungen verursacht werden, durch zeitlich abgestimmte Übungen zu korrigieren. Stoffwechselstörungen, wie Diabetes oder Fettleibigkeit, können diese Rhythmen stören und zu verschiedenen gesundheitlichen Problemen führen. So wirkt sich zeitgesteuerte Bewegung auf verschiedene Chronotypen aus:

- Später zirkadianer Phänotyp (Nachteulen): Bewegung am Morgen führt zu einem Phasenvorlauf (verschiebt den Rhythmus nach vorn), dadurch werden sie abends früher schläfrig und wachen morgens früher auf, sodass sie sich insgesamt besser an den typischen Tag-Nacht-Zyklus anpassen können. Bewegung am Abend bewirkt ebenfalls eine Phasenvorlauf.
- Früher Chronotyp (Morgenlerchen): Bewegung am Morgen führt zu einem Phasenvorlauf. Bewegung am Abend erreicht eine Phasenverzögerung (Verschiebung des Rhythmus zu einem späteren Zeitpunkt), wobei die Teilnehmer später ins Bett gingen und später aufwachten, was eine Verschiebung zu einer späteren zirkadianen Phase zeigt.

Das spezifische Timing des Trainings ist entscheidend, da es die zirkadiane Phase je nach individuellem Chronotyp und dem Zeitpunkt des Trainings entweder vorverlegen oder verzögern kann. In einigen Studien wurde festgestellt, dass Bewegung am Morgen eine deutlich größere Phasenverschiebung hervorruft als Bewegung am Abend.

Um die Bedeutung der zirkadianen Rhythmen für die Gesundheit und sportliche Leistung weiter zu vertiefen, unterhielt ich (AR) mich mit meinem Kollegen Karsten Hollander (KH), dessen Büro und Labor praktischerweise nur ein Stockwerk von meinem entfernt liegt und mit dem ich eine sehr spannende und erfolgreiche Zusammenarbeit auf dem Forschungsgebiet des Sports habe.

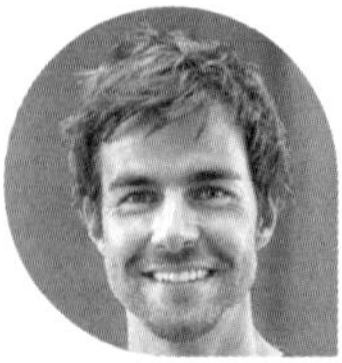

Karsten Hollander (KH) ist Professor für Sportmedizin an der MSH Medical School Hamburg und Leiter des Instituts für Interdisziplinäre Bewegungswissenschaft und Sportmedizin (IIES). Darüber hinaus ist er leitender Verbandsarzt des Deutschen Leichtathletik-Verbandes (DLV) und Mannschaftsarzt des Deutschen Skiverbandes. Seine Fachgebiete sind Sportmedizin, Biomechanik, Leistungsphysiologie sowie Verletzungsprävention und Rehabilitation.

AR: Wie wirken sich zirkadiane Rhythmen auf die körperliche Leistungsfähigkeit aus, und zu welchen Tageszeiten sind Sportler im Allgemeinen am leistungsfähigsten für die verschiedenen Sportarten?

KH: Zirkadiane Rhythmen beeinflussen Faktoren wie Körpertemperatur, Hormonspiegel, Stoffwechsel und die Herz-Kreislauf-Funktion, die alle zur sportlichen Leistung beitragen. Im Allgemeinen können viele Sportlerinnen und Sportler ihre Spitzenleistung bei hochintensiven Übungen am späten Nachmittag oder frühen Abend erreichen. Im Kontext des Leistungssports ist die Dichte des Trainings allerdings meistens so hoch, dass die Regenerationszeiten die Verteilung des Trainings bestimmen. Außerdem ist es nicht klar, ob es sinnvoll ist, ein Training zu seinen besten Zeiten zu absolvieren oder das gewünschte Auslenken der Homöostase[41] eigentlich auch außerhalb dieser Zeiträume besser passt. Das Verständnis zirkadianer Rhythmen kann den Sportlerinnen und Sportlern möglicherweise helfen, ihre Trainingspläne zu optimieren, um ihre Leistung und ihre allgemeine Gesundheit zu verbessern. Die Notwendigkeit, zweimal am Tag zu trainieren, und feste (medienfreundliche) Wettkampfpläne können jedoch den Einfluss verringern, den eine Sportlerin oder ein Sportler hat, um in den Wettkämpfen Höchstleistungen zu erzielen.

AR: Wie können sich Störungen des zirkadianen Rhythmus, zum Beispiel durch Reisen durch verschiedene Zeitzonen oder unregelmäßige Schlafgewohnheiten, auf die Leistung und die allgemeine Gesundheit eines Sportlers auswirken?

KH: Störungen des zirkadianen Rhythmus, die durch Reisen über Zeitzonen hinweg oder unregelmäßige Schlafmuster verursacht werden, sind im Sportkontext regelmäßig zu beobachten. Insbesondere bei internationalen Wettkämpfen sind regelmäßige interkontinentale Reisen erforderlich. Darüber hinaus können medienfreundliche Wettkampfpläne den Schlafrhythmus weiter beeinträchtigen. Dies kann zu einer Verringerung der sportlichen Leistung führen, zum Beispiel der Kraft- und Ausdauerleistung sowie der Koordinations- und Reaktionszeit. Schlafstörungen können auch das endokrinologische System verändern und sich folglich auf das Immunsystem und die Erholung der Sportler auswirken.

---

41 Auslenkung der Homöostase: Die Homöostase ist die Art und Weise, wie der Körper eine stabile innere Umgebung aufrechterhält. Durch körperliche Betätigung wird dieses Gleichgewicht vorübergehend gestört, was durchaus von Vorteil sein kann, da es den Körper dazu anregt, sich anzupassen und stärker zu werden. Die »Auslenkung der Homöostase« bezieht sich auf diese durch Sport verursachte Störung.

AR: Gibt es spezifische Strategien oder Änderungen des Lebensstils, die Sportler anwenden können, um einen gesunden zirkadianen Rhythmus zu erhalten und ihre Gesundheit und Leistung zu optimieren?

KH: Athletinnen und Athleten können verschiedene Strategien und Lebensstiländerungen anwenden, um einen gesunden zirkadianen Rhythmus aufrechtzuerhalten und ihre Gesundheit und Leistung zu optimieren. Einer der wichtigsten Aspekte ist die Beibehaltung eines konsequenten Schlafrhythmus, das heißt, jeden Tag zu den möglichst gleichen Zeiten ins Bett zu gehen und aufzuwachen, um sicherzustellen, dass sie je nach Trainingsbelastung sieben bis neun Stunden Schlaf pro Nacht bekommen. Eine weitere wichtige Strategie ist die Steuerung der Lichtexposition. Die Exposition gegenüber natürlichem Licht am Morgen hilft, den zirkadianen Rhythmus zu stärken, während die Reduzierung des blauen Lichts von Bildschirmen am Abend den Körper auf den Schlaf vorbereitet. Sportlerinnen und Sportler, die durch verschiedene Zeitzonen reisen, können von einer individuell abgestimmten Therapie mit hellem Licht profitieren, um ihre innere Uhr umzustellen.

Anpassungen vor der Reise, wie die schrittweise Verschiebung der Schlaf- und Aufwachzeiten auf die Zeitzone des Zielortes, können dem Körper helfen, sich reibungsloser anzupassen. Nach der Ankunft kann die Anpassung der Schlaf- und Essenszeiten an die lokale Zeitzone die innere Uhr schnell wieder einstellen. Eine ausgewogene Ernährung mit regelmäßigen Essenszeiten unterstützt den zirkadianen Rhythmus und liefert wichtige Nährstoffe für Energie und Erholung. Sportlerinnen und Sportler sollten schwere Mahlzeiten kurz vor dem Schlafengehen vermeiden, um den Schlaf nicht zu stören. Regelmäßiger Sport zu festen Zeiten trägt zur Regulierung des zirkadianen Rhythmus bei, doch sollten intensive Trainingseinheiten am späten Abend vermieden werden, um Verzögerungen beim Einschlafen zu vermeiden. Stressbewältigungstechniken wie tiefes Atmen, Meditation oder Yoga können Stress abbauen und einen besseren Schlaf fördern. Auch die Vermeidung von Koffein und Alkohol, insbesondere am Abend, kann die Schlafqualität verbessern.

EIN OPTIMALER TRAININGSPLAN

Optimale Trainingszeiten: Studien legen nahe, dass der späte Nachmittag bis zum frühen Abend (etwa 15 bis 19 Uhr) die beste Zeit für ein hochintensives Training ist. In dieser Zeit ist die Körpertemperatur am höchsten, die Muskelkraft und die Flexibilität sind besser und das Verletzungsrisiko ist geringer.

Zeitpläne anpassen: Athleten sollten einen konsistenten Trainingsplan anstreben, der sich an den Zeiten ihrer Höchstleistung orientiert. Trotzdem sind weitere Studien erforderlich, um die Leistung zu bewerten, wenn das Training nur zu optimalen oder nur zu nicht optimalen Zeiten durchgeführt wird, um die vorhandenen Ergebnisse zu validieren. Eine Möglichkeit, die Trainer und Athleten in Betracht ziehen können, besteht darin, die intensivsten Trainingsblöcke zu den optimalen Zeiten durchzuführen, und wenn zusätzliche Trainingsblöcke zu nicht optimalen Zeiten erforderlich sind, sollten diese weniger intensiv sein.

Personalisierter Ansatz: Es ist wichtig, die individuellen Unterschiede im zirkadianen Rhythmus zu berücksichtigen. Einige Athleten können morgens besser trainieren, während andere nachmittags oder abends ihre besten Leistungen erbringen.

Vorbereitung auf das Training: Um den Körper auf das Training vorzubereiten, sollte ein angemessenes Aufwärmprogramm durchgeführt werden, insbesondere wenn das Training außerhalb des optimalen Leistungszeitfensters stattfindet.

ZIRKADIANE RHYTHMEN BEI ERHOLUNG UND VERLETZUNGSPRÄVENTION

Erholung und Verletzungsvorbeugung sind wichtige Aspekte der sportlichen Praxis, und die zirkadianen Rhythmen spielen bei diesen Prozessen eine entscheidende Rolle. Diese natürlichen biologischen Zyklen regulieren wesentliche Prozesse für die Reparatur, das Wachstum und die allgemeine Genesung, sodass sie bei der Gestaltung wirksamer Erholungspläne eine wichtige Rolle spielen.

Zirkadiane Rhythmen beeinflussen die Ausschüttung von Hormonen wie Cortisol und Melatonin, die für die Erholung und den Schlaf entscheidend sind. Cortisol hilft, Stress und Entzündungen zu bewältigen, während Melatonin einen erholsamen Schlaf fördert. Während des Tiefschlafs kommt es im Körper aufgrund der erhöhten Produktion von Wachstumshormonen zu einer erheblichen Zellreparatur und Muskelerholung. Ein optimaler zirkadianer Rhythmus unterstützt also auch ein robustes Immunsystem und verringert das Risiko von Infektionen und Krankheiten, die das Training und die Leistung beeinträchtigen könnten.

Gestaltung effektiver Erholungsprotokolle

Schlaf priorisieren: Sportler benötigen jede Nacht sieben bis neun Stunden hochwertigen Schlaf und einen festen Schlafplan, um den zirkadianen Rhythmus zu unterstützen.

Strategisches Nickerchen: Kurze Nickerchen (20 bis 30 Minuten) können von Vorteil sein, besonders wenn die Schlafqualität beeinträchtigt war. Das Nickerchen sollte jedoch früh am Tag (idealerweise gegen Mittag) eingeplant werden, um den Nachtschlaf nicht zu stören.

Zeitliche Abstimmung der Nährstoffzufuhr: Die Nahrungsaufnahme sollte auf die Trainings- und Erholungsphasen abgestimmt werden. So kann beispielsweise der Verzehr von Proteinen und Kohlenhydraten nach dem Training die Muskelreparatur und die Wiederauffüllung der Glykogenspeicher fördern.

Trainingsbelastung überwachen: Die Intensität und der Umfang des Trainings sollten an die Tageszeit und die Trainingsbereitschaft des Sportlers angepasst werden, um Übertraining zu vermeiden und das Verletzungsrisiko zu verringern.

Ruhetage einplanen: Regelmäßige Ruhetage sind für die Erholung – und für die Leistungssteigerung – von entscheidender Bedeutung. Indem diese mit den Perioden abgestimmt werden, in denen der Körper von Natur aus mehr Ruhe benötigt, können Erholung und Leistung optimiert werden.

Fazit: Die Ausrichtung der Trainingseinheiten auf bestimmte Tageszeiten kann das sportliche Potenzial maximieren und die Trainingsergebnisse verbessern. Zirkadiane Rhythmen in physiologischen, metabolischen und psychologischen Variablen werden von Faktoren wie Schlaf-Wach-Zyklen (einschließlich Schlafdauer, -qualität und -effizienz), Stimmungslage, Jetlag, Lichtexposition (Zeitpunkt, Dauer und Intensität), Körperkerntemperatur und zirkadianen Profilen beeinflusst. Infolgedessen schwankt die körperliche Leistung von Sportlern wahrscheinlich in einem rhythmischen Muster, das mit den zirkadianen Rhythmen zahlreicher biologischer Variablen synchronisiert ist. Der Forschungsbereich der zirkadianen Rhythmen ist von entscheidender Bedeutung für die sportliche Leistung, wurde aber von Sportmanagern und Forschern weltweit lange weitgehend übersehen. Wenn Sportler ihre individuellen zirkadianen Rhythmen verstehen und nutzen, können sie ihre Leistung steigern, die Erholung verbessern und das Verletzungsrisiko verringern, was letztlich zu besseren Trainingsergebnissen führt.

SPEZIELLE HERAUSFORDERUNGEN: FRAUEN, JUGENDLICHE, SCHICHTARBEITER UND ASTRONAUTEN

Es gibt Lebensphasen und auch Berufe, die uns besonders herausfordern, weil sie im Grunde nicht zu unserem zirkadianen Rhythmus passen. Trotzdem gibt es auch dann Möglichkeiten, unseren Alltag zu optimieren, um negative gesundheitliche Folgen zu vermeiden.

ZIRKADIANE RHYTHMEN UND FRAUENGESUNDHEIT

Bereits in Kapitel 1 haben wir die bemerkenswerten Geschlechtsunterschiede bei den zirkadianen Phänotypen besprochen. Im Durchschnitt haben Frauen eine etwas frühere zirkadiane Phase als Männer. Das bedeutet, dass Frauen von Natur aus oft früher schlafen gehen und früher aufwachen als Männer. Aber warum haben Frauen einen früheren zirkadianen Phänotyp?

Biologische Unterschiede, einschließlich hormoneller Einflüsse, spielen eine wichtige Rolle. Hormone wie Östrogen und Progesteron, die während des Menstruationszyklus schwanken, können den zirkadianen Rhythmus beeinflussen. Diese hormonellen Veränderungen können das Schlafverhalten und den zeitlichen Ablauf der zirkadianen Rhythmen verändern.

Auch genetische Faktoren sind zu berücksichtigen. Die zirkadiane Uhr setzt sich aus genetischen Komponenten zusammen, und manche dieser Gene können bei Männern und Frauen leicht unterschiedlich funktionieren. Auch die Struktur und Funktion des Gehirns muss berücksichtigt werden, insbesondere die Hauptuhr im Gehirn, die die zirkadianen Rhythmen reguliert. Einige Studien deuten auf geschlechtsspezifische Unterschiede in der Funktionsweise dieser Hauptuhr hin, die möglicherweise zu einer früheren zirkadianen Phase bei Frauen beitragen.

Auch die Lichtempfindlichkeit scheint bei Männern und Frauen unterschiedlich zu sein. Melatonin, ein Hormon, das zur Regulierung des Schlafs beiträgt, wird durch Lichteinwirkung beeinflusst, und es gibt möglicherweise Unterschiede in der Art und Weise, wie Männer und Frauen auf Melatonin reagieren, was sich auf die Schlafzeit auswirkt. Dies sind nur einige der Faktoren, die die beobachteten Unterschiede im zirkadianen Rhythmus erklären könnten. Doch bisher konnte dieses Phänomen nicht eindeutig wissenschaftlich geklärt werden. Es ist trotzdem von entscheidender Bedeutung, die Folgen eines früheren zirkadianen Phänotyps bei Frauen zu bedenken, da sie erheblich und vielfältig sind.

Viele Frauen bevorzugen es, früher ins Bett zu gehen und früher aufzuwachen als Männer. Das passt gut zu Umgebungen mit standardisierten Zeitplänen wie Arbeit oder Schule. Wenn diese Zeitpläne nicht mit dem zirkadianen Rhythmus einer Person übereinstimmen, kann sich dies auf die Leistung und das Wohlbefinden auswirken. Frauen profitieren möglicherweise von früheren Anfangszeiten, während Männer spätere Zeiten bevorzugen.

Doch soziale Aktivitäten am Abend können für Frauen schwieriger sein, wenn sie mit ihrer natürlichen Schlafenszeit zusammenfallen: Das kann soziale Interaktionen und die Lebensqualität beeinträchtigen. Eine Diskrepanz zwischen sozialen Zeitplänen und natürlichen zirkadianen Rhythmen kann zu Schlafstörungen wie Schlaflosigkeit oder Schwierigkeiten, die ganze Nacht durchzuschlafen, führen. Gestörte zirkadiane Rhythmen werden mit Stimmungsstörungen, einschließlich Depressionen und Angstzuständen, in Verbindung gebracht, sodass Frauen dafür anfälliger sind, wenn ihre natürlichen zirkadianen Rhythmen nicht berücksichtigt werden.

Darüber hinaus kann eine Fehlanpassung des zirkadianen Rhythmus an den Lebensstil die Stoffwechselgesundheit beeinträchtigen und zu Problemen wie Fettleibigkeit oder Diabetes führen.

WECHSELJAHRE UND DIE VERÄNDERUNG DER ZIRKADIANEN RHYTHMEN

Bei Frauen ist das Altern mit einem natürlichen physiologischen Ereignis verbunden, der Menopause, die durch das Ende der Fruchtbarkeit und der Fortpflanzung gekennzeichnet ist. Die meisten Frauen erleben diese hormonellen Veränderungen zwischen Mitte 40 und Mitte 50. In den Wechseljahren verlieren die Eierstöcke ihre Funktion. Das führt zu Veränderungen im Menstruationszyklus, bis die Periode schließlich ausbleibt. Gewöhnlich dauert es einige Jahre nach der letzten Regelblutung, bis sich der Hormonspiegel stabilisiert hat.

In den Wechseljahren wirken sich die Hormonschwankungen stark auf den zirkadianen Rhythmus der Frau aus. Östrogen, ein Schlüsselhormon, reguliert mehrere physiologische Prozesse, darunter den Schlaf-Wach-Rhythmus, die Stimmung und die Körpertemperatur, die alle mit zirkadianen Rhythmen verbunden sind. In den Wechseljahren wird das empfindliche Gleichgewicht dieser Prozesse durch den sinkenden Östrogenspiegel gestört, was zu Veränderungen des Schlafverhaltens, Stimmungsschwankungen und Symptomen wie Hitzewallungen und nächtlichen Schweißausbrüchen führt.

Der Hormoneinfluss bei Frauen kann also die zirkadianen Rhythmen in verschiedenen Lebensabschnitten erheblich beeinflussen. Das könnte das vermehrte Auftreten von zirkadianen Veränderungen im Alter bei Frauen im Vergleich zu Männern erklären. Die mit der zirkadianen Dysregulation verbundenen kognitiven und stimmungsmäßigen Beeinträchtigungen sind bei Frauen aufgrund des Hormoneinflusses extremer. Auch Schlaflosigkeit und Angstzustände treten bei Frauen öfter auf als bei Männern. Mit dem Einsetzen der Wechseljahre nehmen bei Frauen die direkt mit der biologischen Uhr zusammenhängenden Veränderungen im Schlafverhalten zu, was ihre Lebensqualität beeinträchtigt. Störungen des zirkadianen Rhythmus werden bei Frauen in den Wechseljahren häufig beobachtet: Sie berichten über eine längere Einschlafzeit, häufiges nächtliches Aufwachen und eine insgesamt schlechtere Schlafqualität.

Diese Störungen werden häufig auf eine veränderte hormonelle Signalübertragung zurückgeführt, insbesondere auf Veränderungen der HPA-Achse (Hypothalamus-Hypophysen-Nebennierenrinden-Achse) und der Regulation der Melatoninausschüttung. Die Veränderungen des Östrogenspiegels in den Wechseljahren können die Melatoninsynthese und -sekretion stören und so zu den Schlafstörungen beitragen, die in dieser Übergangsphase häufig auftreten.

Die zirkadiane Regulierung der Körpertemperatur steht in engem Zusammenhang mit Wechseljahrsbeschwerden wie Hitzewallungen und nächtlichen Schweißausbrüchen. Beide werden als vasomotorische Symptome[42] bezeichnet, also als körperliche Reaktionen durch Veränderungen im System der Blutgefäße. Schwankungen des Östrogenspiegels können das Thermoregulationssystem stören und zu plötzlichen und intensiven Hitzegefühlen führen. Diese Symptome treten häufig nachts auf und stören den Schlaf. Der zirkadiane Rhythmus verschlimmert sich

42 Vasomotorische Symptome sind körperliche Beschwerden, die mit der Erweiterung und Verengung von Blutgefäßen zusammenhängen und typischerweise in den Wechseljahren auftreten.

dadurch. So entsteht ein Kreislauf aus Schlafmangel und hormoneller Dysregulation, der letztlich die allgemeine Gesundheit und Lebensqualität von Frauen in den Wechseljahren beeinträchtigt.

Neben Schlafstörungen und vasomotorischen Symptomen können Frauen in den Wechseljahren auch unter Stimmungsschwankungen und Reizbarkeit leiden bis hin zu Depressionen und Angstzuständen. Eine Störung des zirkadianen Rhythmus, die durch Veränderungen des Zeitpunkts und der Dauer des Schlafs gekennzeichnet ist, kann diese Stimmungsschwankungen noch verstärken und die psychische Gesundheit und das Wohlbefinden weiter beeinträchtigen. Darüber hinaus können sich Veränderungen der zirkadianen Rhythmen auf die kognitiven Funktionen auswirken und zum altersbedingten kognitiven Abbau bei Frauen in den Wechseljahren beitragen.

In den Wechseljahren haben Frauen ein höheres Risiko für schwere chronische Krankheiten wie Fettleibigkeit, Herz-Kreislauf-Erkrankungen, Typ-2-Diabetes und Osteoporose. Hormonelle Veränderungen wirken sich direkt auf die Gesundheit der Leber aus, da Östrogen eine entscheidende Rolle bei verschiedenen Stoffwechselprozessen spielt, unter anderem beim Fettstoffwechsel der Leber und der Insulinempfindlichkeit.

Änderungen des Lebensstils und verschiedene Umweltfaktoren können die zirkadianen Rhythmen direkt beeinflussen. Es gibt immer mehr Hinweise auf eine Wechselwirkung zwischen Stoffwechsel und zirkadianem System: Das unterstreicht, wie wichtig die Aufrechterhaltung gesunder zirkadianer Rhythmen in den Wechseljahren ist.

MEINE EMPFEHLUNGEN

Regelmäßiger Sport: Bewegen Sie sich regelmäßig, um die Insulinempfindlichkeit zu verbessern und den Blutzuckerspiegel zu stabilisieren. – Zellen, die sensibel auf das Hormon Insulin reagieren, können den Zucker (Glukose) im Blut besser verwerten. – Bei sportlicher Betätigung verbrauchen die Muskeln mehr Glukose, was den Blutzuckerspiegel senkt. Bewegung kann auch dazu beitragen, den zirkadianen Rhythmus zu regulieren, indem sie eine bessere Schlafqualität fördert. Kombinieren Sie regelmäßige körperliche Aktivität mit einer gesunden Ernährung (siehe unten), um das Gewichtsmanagement zu unterstützen, die Stimmung zu verbessern und die allgemeine Gesundheit zu fördern.

Viel Licht: Erhöhen Sie die Exposition gegenüber natürlichem Licht während des Tages, um einen gesunden zirkadianen Rhythmus zu unterstützen. Natürlich sollte die übliche Vorsicht gegenüber Sonnenstrahlen weiterhin beachtet werden. Der Aufenthalt im Freien bei natürlichem Licht, auch im Schatten, trägt zur Aufrechterhaltung eines gesunden zirkadianen Rhythmus bei. Daher ist es wichtig, sich tagsüber im Freien aufzuhalten, um die innere Uhr des Körpers zu unterstützen. Minimieren Sie die Exposition gegenüber künstlichem Licht, besonders gegenüber blauem Licht von Bildschirmen am Abend, um die natürliche Produktion des Schlafhormons Melatonin zu fördern.

Stressbewältigung: Sie können bewährte Entspannungstechniken wie Yoga, Meditation, Muskelentspannung nach Jacobson oder tiefe Atemübungen ausprobieren, um den Stresspegel zu kontrollieren und die Auswirkungen von Cortisol auf den Schlaf zu verringern. Probieren Sie gern unterschiedliche Methoden aus, um dabei zu testen, was zu Ihnen und Ihrem Arbeitsalltag passt.

Ernährungsumstellung: Es werden mehrere Ernährungsumstellungen empfohlen, um die Symptome der Wechseljahre zu minimieren und die Langlebigkeit von Frauen zu fördern, zum Beispiel eine ausgewogene Ernährung. Daten aus dem Pittsburgh Women's Healthy Life Project deuten darauf hin, dass eine hypokalorische[43] Ernährung mit wenig gesättigten Fetten und Cholesterin in den Wechseljahren eine Gewichtszunahme über einen Zeitraum von 4,5 Jahren verhindern kann. In ähnlicher Weise haben die Studien der Women's Health Initiative ergeben, dass eine fettarme Ernährung mit viel Gemüse, magerem Eiweiß, gesunden Fetten, Obst und Getreide, ohne den Schwerpunkt auf eine Kalorienrestriktion zu legen, ebenfalls eine Gewichtszunahme bei Frauen nach der Menopause verhindern kann. Darüber hinaus kann eine entzündungshemmende Ernährung dazu beitragen, die chronischen Entzündungen im Körper zu reduzieren, die mit verschiedenen Gesundheitsproblemen bei Frauen in den Wechseljahren in Verbindung gebracht werden. Die Anwendung der mediterranen Diät, bei der die Verringerung von Entzündungen im Körper im Vordergrund steht, ist beispielsweise für die allgemeine Gesundheit von Frauen in den Wechseljahren von Vorteil. Regelmäßige Mahlzeiten und ausgewogene Zwischenmahlzeiten können dazu beitragen, den Blutzuckerspiegel über den Tag hinweg stabil zu halten. Sie können auch Sojaprodukte, Leinsamen, Kichererbsen und Linsen in Ihre Ernährung aufnehmen, um von ihrer östrogenähnlichen Wirkung zu profitieren, die das hormonelle Gleichgewicht unterstützen kann. Die östrogenähnliche Wirkung ist in erster Linie auf das Vorhandensein von Phytoöstrogenen zurückzuführen, also pflanzliche Wirkstoffe, die die Wirkung von Östrogen im Körper nachahmen können.

---

43 Eine hypokalorische Diät bezeichnet einen Ernährungsplan, bei dem die Anzahl der aufgenommenen Kalorien geringer ist als die Anzahl der Kalorien, die der Körper benötigt, um sein aktuelles Gewicht zu halten. Diese Art von Diät wird in der Regel zur Gewichtsabnahme eingesetzt.

Für die Knochengesundheit Kalzium und Vitamin D: In (und nach) den Wechseljahren steigt das Osteoporoserisiko aufgrund des sinkenden Östrogenspiegels. Eine ausreichende Zufuhr von Kalzium und Vitamin D ist für die Erhaltung der Knochendichte entscheidend. Viel Kalzium enthalten Molkereiprodukte wie Milch, Käse, Joghurt; Gemüse wie Grünkohl, Spinat, Kohlgemüse, Pak Choy, weiße Bohnen, Kichererbsen, Linsen, Brokkoli; angereicherte Pflanzenmilch (Mandelmilch, Sojamilch, Reismilch), Fisch mit essbaren Gräten (Sardinen, Dosenlachs), Nüsse und Samen (Mandeln, Chiasamen, Sesamsamen). Vitamin D bildet der Körper selbst mithilfe von Sonnenlicht. Wir können Vitamin D auch direkt über die Nahrung aufnehmen (vor allem über fettreichen Fisch wie Lachs, Makrele und Sardinen). Wenn das Sonnenlicht knapp ist, kann es schwierig sein, genügend Vitamin D zu erhalten. In diesen Fällen wird oft die Einnahme von Vitamin-D-Präparaten empfohlen, um einen Mangel zu vermeiden. Magnesiumhaltige Lebensmittel wie Nüsse, Samen und Vollkornprodukte unterstützen die Knochengesundheit und können auch helfen, Muskelkrämpfe und Verspannungen zu lindern.

Hitzewallungen und Flüssigkeitszufuhr: Eine ausreichende Flüssigkeitszufuhr kann helfen, Hitzewallungen in den Griff zu bekommen und eine Dehydrierung zu verhindern, die die Symptome verschlimmern kann. Der Verzicht auf Koffein, Alkohol, Süßigkeiten und scharfe Speisen, die oft Auslöser für Hitzewallungen sind, kann dazu beitragen, die Häufigkeit und Intensität der Hitzewallungen zu verringern.

Um die Bedeutung ernährungsbezogener Maßnahmen zur Unterstützung von Frauen in den Wechseljahren zu erörtern, habe ich (AR) mich mit Susanne Liedtke (SL) unterhalten, einer Expertin für Ernährung und Frauengesundheit, vor allem im Zusammenhang mit den Wechseljahren.

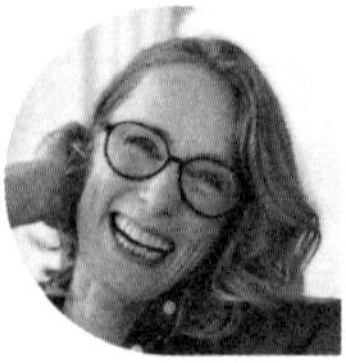

Dipl.-Oecotroph. Susanne Liedtke (SL) ist Ökotrophologin. Sie ist auch Autorin und die Gründerin von nobodytoldme.com, einer Plattform, die Frauen dabei unterstützt, gut vorbereitet und sich selbst wertschätzend durch die Wechseljahre zu gehen. Sie bietet ein Body-Reset-Programm an, das Frauen helfen kann, hormonelle Veränderungen durch eine Umstellung ihrer Ernährung zu lindern.

AR: Wie wirken sich die zirkadianen Rhythmen auf die Symptome der Wechseljahre aus?

SL: In den Wechseljahren können Hormonschwankungen den zirkadianen Rhythmus stören, was zu Schlafstörungen führt. Genauso können aber auch nächtliche Hitzewallungen den Schlaf unterbrechen. Durch Anpassungen der Ernährung und des Lebensstils können Frauen die Auswirkungen der Wechseljahresbeschwerden auf ihren zirkadianen Rhythmus abmildern, was zu einer besseren Schlafqualität, einer verbesserten Glukoseregulierung und einem insgesamt höheren Wohlbefinden führt.

Die hormonellen Veränderungen in den Wechseljahren können zu Schwierigkeiten beim Einschlafen oder Durchschlafen führen, wodurch der zirkadiane Rhythmus gestört wird. Die Wechseljahre gehen häufig mit einer erhöhten Insulinresistenz einher, die zu höheren Blutzuckerwerten führt. Diese Veränderungen können die normalen zirkadianen Rhythmen des Glukosestoffwechsels stören, sodass es für den Körper schwieriger wird, das Energieniveau effektiv zu regulieren. Der Verzehr von zu vielen einfachen oder zu wenigen Kohlenhydraten am Abend kann zu einem instabilen Blutzuckerspiegel führen und eine nächtliche Hypoglykämie (Unterzuckerung) verursachen. Dies kann die Ausschüttung des Stresshormons Cortisol auslösen, sodass die Frauen mitten in der Nacht aufwachen und ihr Schlaf gestört ist.

AR: Welche Anpassungen in der Ernährung können Frauen vornehmen, um Symptome wie Schlafstörungen und Hitzewallungen zu lindern?

SL: Um Wechseljahrsbeschwerden zu lindern und den zirkadianen Rhythmus zu stabilisieren, können Frauen die folgenden Ernährungs- und Lebensstilstrategien anwenden:

Stabilisierung des Blutzuckerspiegels: Achten Sie auf eine Ernährung, die reich an Gemüse, Pilzen, Kräutern, Hülsenfrüchten, Saaten, Nüssen, Vollkornhafer, Zimt und fermentierten Lebensmitteln ist, die den Blutzuckerspiegel stabilisieren und die allgemeine Gesundheit unterstützen. Bei pflanzlichen Lebensmitteln ist aufgrund der geringeren Energiedichte bei gleichzeitiger hoher Nährstoffdichte die Wahrscheinlichkeit geringer, dass der Blutzuckerspiegel schnell ansteigt und abfällt. Achten Sie darauf, dass die Mahlzeiten eine ausgewogene Mischung aus Ballaststoffen, hochwertigen Proteinen, gesunden Fetten und komplexen Kohlenhydraten enthalten, um den Blutzuckerspiegel während des Tages und am Abend konstant zu halten. Halten Sie Pausen von drei bis vier Stunden zwischen den Mahlzeiten ein.

Kohlenhydratmanagement am Abend: Vermeiden Sie den Verzehr großer Mengen raffinierter (= einfacher) Kohlenhydrate (zum Beispiel Reis, Kartoffeln, Nudeln) am Abend, da diese zu Blutzuckerspitzen und anschließendem Absturz führen können. Entscheiden Sie sich beim Abendessen für komplexe Kohlenhydrate (z.B. Hülsenfrüchte, stärkehaltige Knollengemüse wie Rote Bete oder Süßkartoffeln) in Kombination mit Proteinen und Fetten, die eine allmähliche Energiefreisetzung bewirken und nächtliche Hypoglykämien vermeiden helfen.

AR: Welche Rolle spielt die Ernährung bei der Bewältigung von Wechseljahrsbeschwerden, und wie können Frauen ihre Ernährung optimieren, um das hormonelle Gleichgewicht und das allgemeine Wohlbefinden in dieser Übergangsphase zu unterstützen?

SL: Die Ernährung spielt eine zentrale Rolle bei der Bewältigung von Wechseljahresbeschwerden und bei der Förderung des allgemeinen Wohlbefindens in dieser Übergangsphase. Durch eine gezielte Anpassung der Ernährung können Frauen Symptome wie Hitzewallungen, Schlafstörungen und Stimmungsschwankungen lindern und das hormonelle Gleichgewicht fördern. Übergewicht in den Wechseljahren kann das Auftreten und den Schweregrad der Symptome erheblich beeinflussen. Frauen mit einem höheren BMI neigen dazu, häufiger und intensiver Hitzewallungen zu erleben. Das Erreichen und Beibehalten eines gesunden Gewichts kann dazu beitragen, die Schwere der Hitzewallungen zu verringern und die allgemeine Gesundheit zu verbessern. Eine ausgewogene Ernährung in Verbindung mit regelmäßiger körperlicher Betätigung ist für die Gewichtskontrolle unerlässlich. Ausgewogene, ballaststoffreiche Mahlzeiten mit einer Mischung aus Eiweiß, gesunden Fetten und komplexen Kohlenhydraten tragen zur Stabilisierung des Blutzuckerspiegels bei und verhindern, dass der Blutzuckerspiegel in die Höhe schießt und abstürzt, was die Symptome verschlimmern kann. Die Einschränkung von raffiniertem Zucker, Weißmehlprodukten, Kartoffeln, Reis und verarbeiteten Lebensmitteln kann schnelle Blutzuckerschwankungen verhindern, die zu Stimmungsschwankungen und Energietiefs und Heißhungerattacken führen können. Lebensmittel, die reich an Phytoöstrogenen sind, wie Sojaprodukte, Leinsamen, Sesam und Hülsenfrüchte, können dazu beitragen, den Hormonspiegel auszugleichen. Diese Pflanzenstoffe können dazu beitragen, Hitzewallungen und andere Symptome zu verringern. Die Aufnahme von Quellen gesunder Fette, wie Omega-3-Fettsäuren in Fisch, Walnüssen, Chia-, Hanf- und Leinsamen, kann helfen, stille Entzündungen zu verringern und Gelenkbeschwerden, die auch häufiger in den Wechseljahren auftreten, entgegenzuwirken.

AR: Wie beeinflussen bestimmte Lebensmittel und Ernährungsgewohnheiten den Alterungsprozess, der auch mit der Menopause zusammenhängt, und welche wichtigen Anti-Aging-Lebensmittel sollten in die Ernährung aufgenommen werden?

SL: Der Alterungsprozess wird nicht nur durch die Ernährung, sondern auch durch zahlreiche andere Faktoren beeinflusst. Dazu gehören die Schlafqualität, körperliche Aktivität, Traumata (auch vor der Geburt), soziale Kontakte,

Umweltgifte, Rauchen, Medikamente, Nährstoffmängel und ein erhöhter Blutzuckerspiegel. Diese Elemente können den Alterungsprozess negativ beeinflussen. Auch wenn es schwierig ist, die genaue Auswirkung jedes einzelnen Faktors zu bestimmen, ist ihre kumulative Wirkung erheblich.

Wie viel wir essen und wie häufig wir essen, hat einen erheblichen Einfluss auf unsere Gesundheit. Sowohl chronische Unterernährung, wie sie bei Anorexia nervosa auftritt, als auch chronische Überernährung sind schädlich. Studien haben gezeigt, dass eine moderate Kalorienreduzierung die gesunden Jahre verlängern und die Lebenserwartung potenziell erhöhen kann. Das bedeutet nicht, dass man insgesamt weniger essen muss, sondern dass man Lebensmittel mit geringerer Energiedichte wie beispielsweise Gemüse den kalorienreichen Varianten vorzieht.

Intermittierendes Fasten: Wer intermittierendes Fasten praktiziert, das heißt, nur in bestimmten Zeitfenstern isst, sollte dennoch auf die Qualität und Quantität der verzehrten Lebensmittel achten. Für die kardiovaskuläre Gesundheit ist es besser, Frühstück und Mittagessen als Hauptmahlzeiten zu sich zu nehmen, als eine große Mahlzeit am Abend. Selbst ein moderates intermittierendes Fasten, bei dem zwischen 19 Uhr abends und 7 Uhr morgens nichts gegessen wird, gibt dem Körper ganze zwölf Stunden Zeit, seine Zellen zu reinigen. Eine Anpassung des Fastenzeitfensters an den persönlichen Zeitplan, zum Beispiel der Verzicht auf Essen drei Stunden vor dem Schlafengehen, kann ebenfalls von Vorteil sein.

Neuere Forschungen zeigen, dass die Ernährung epigenetische Prozesse, einschließlich der DNA-Methylierung, die die Genexpression beeinflussen kann, erheblich beeinflusst. Zwillingsstudien haben gezeigt, dass eine Ernährungsumstellung über nur wenige Wochen die Expression bestimmter Gene verändern kann.

Anti-Aging-Lebensmittel: Anstatt zu versuchen, das Altern gänzlich aufzuhalten, sollte der Schwerpunkt auf einem gesunden Altern liegen, indem nährstoffreiche Lebensmittel aufgenommen werden, die das Wohlbefinden fördern. Bestimmte Mikronährstoffe wie Folat, Vitamin B_{12}, Cholin, Zink, Magnesium, Kalium, Schwefel, B-Vitamine insgesamt und Omega-3-Fettsäuren wirken sich positiv auf die DNA-Methylierung aus.

Zusätzliche Ernährungstipps von SL:

Wenn Sie täglich Folgendes auf Ihrem Teller haben, haben Sie gute Chancen, sich etwas jünger zu ernähren (Younger You Intense Protocol von Dr. Kara Fitzgerald): circa 200 Gramm grünes Blattgemüse pro Tag; ca. 200 Gramm Gemüse aus der Familie der Kreuzblütler – dazu gehören alle Kohlgemüse; ca. 300 Gramm buntes Gemüse à la »eat the rainbow«: Tomaten, Süßkartoffeln, Karotten, Rote Bete, Sellerie; ca. 3 Knollen Rote Bete pro Woche; 50 Gramm Samen und Nüsse; gesunde Fette und kaltgepresste Öle: Olivenöl, Rapsöl, Leinöl; fermentierte Lebensmittel: zum Beispiel Sauerkraut, Kimchi, Joghurt, Kombucha, Tempeh, Miso, Natto.

Nun gibt es Lebensmittel, die aufgrund ihres Gehalts an den oben genannten Nährstoffen besonders geeignet erscheinen, epigenetische Prozesse positiv zu beeinflussen. Dr. Kara Fitzgerald nennt ihre Liste das »dynamische Dutzend«.

1. Grüner Tee wegen seines hohen Gehalts an dem antioxidativen Polyphenol EGCG mit dem unaussprechlichen Namen Epigallocatechin-3-gallat.
2. Kurkuma mit seinem potenten Inhaltsstoff Curcumin. Zellstudien haben gezeigt, dass es einen Überschuss an Methylgruppen, aber auch falsch platzierte Methylgruppen auflösen kann. Die Bioverfügbarkeit des Curcumins in Kurkuma wird durch den Verzehr in scharfen Gerichten und in Kombination mit gesunden Fetten und zerstoßenen Pfefferkörnern unter Hitzeeinwirkung deutlich erhöht.
3. Blaubeeren sind eine gute Quelle für Anthocyane, Chlorogensäure, Ellagsäure und Quercetin, von denen einige auch zur Senkung des Blutdrucks beitragen können.
4. Rosmarin bekommt nicht die Aufmerksamkeit, die er aufgrund seiner gesundheitlichen Vorteile haben sollte. Er enthält große Mengen an Rosmarinsäure und Ursolsäure, die beide zur Regulierung der DNA-Methylierung beitragen.

5. Pflanzen aus der Familie der Kreuzblütler – das heißt alle Kohlgewächse – sollten ebenfalls häufig auf unseren Tellern zu finden sein. Sie bieten eine Vielzahl von gesundheitlichen Vorteilen, von denen das Antioxidans Sulforaphan besonders erwähnenswert ist. Zu den Kohlsorten gehören Brokkoli, Weißkohl, Rotkohl, Grünkohl, Kohlrabi, Rosenkohl, Blumenkohl, Radieschen, Rucola, Pak Choi, Meerrettich und Brunnenkresse. Beim Verzehr von gekochtem Kohl sollte nach dem Kochen roher, frisch geschnittener Kohl hinzugefügt werden oder etwas Senfmehl, um die Bioverfügbarkeit von Sulforaphan zu erhöhen. Dies geschieht nur, wenn das hitzeempfindliche Enzym Myrosinase und die hitzebeständigen Senföle, die in den intakten Pflanzenzellen räumlich voneinander getrennt sind, aufeinandertreffen. Wenn Sie gekochten Kohl essen und diesen mit einer kleinen Menge rohen Kohls im Mund kombinieren, entsteht Sulforaphan. Den höchsten Gehalt an Sulforaphan liefern Brokkolisprossen.
6. Rote Bete – ob rot oder gelb – liefert in Form von Betain einen wichtigen Methylgruppenspender. Deshalb empfiehlt Dr. Kara Fitzgerald, drei Knollen pro Woche zu essen. Ein guter Nebeneffekt: Der Verzehr von Roter Bete kann helfen, den Blutdruck zu senken. Und wenn die Rote Bete aus biologischem Anbau stammt, können auch die grünen Blätter verzehrt werden. Sie können in Rezepten anstelle von Mangold verwendet werden.
7. Eier sind kleine Multinährstofflieferanten. Neben hochwertigem Eiweiß, Vitaminen und Mineralstoffen versorgen sie uns auch mit dem Methylgruppenspender Cholin. Cholin stellt unser Körper zwar selbst her, ist aber auch auf eine externe Zufuhr angewiesen. Cholin hilft auch bei der Verstoffwechselung von Fetten in der Leber und fördert den Abtransport von Fetten aus der Leber.
8. Bei vielen unbeliebt, aber das ist nicht ihre Schuld: Leber aus ökologischer Tierhaltung sollte eigentlich ganz oben auf dieser Liste stehen. Von den vielen Nährstoffen, die uns die Leber liefert, sind Folsäure, Vitamin B_{12}, andere B-Vitamine, Betain, Cholin, Methionin, Cystein, Zink, Eisen und Vitamin A die wichtigsten. Jeder dieser Nährstoffe unterstützt die DNA-Methylierung.

9. Kürbis- und Sonnenblumenkerne sind aufgrund ihres Gehalts an Zink, Methionin, Cystein, Magnesium, Kalium, Niacin, Vitamin B_6, Folsäure und Betain sehr gute Methylgruppenspender. Schon ein Esslöffel pro Tag in geschroteter Form kann die DNA-Methylierung sehr gut unterstützen.
10. Lachs mit seinem hohen Gehalt an Omega-3-Fettsäuren trägt indirekt zur Regulierung der DNA-Methylierung bei. Er ist auch eine gute Quelle für Vitamin D, A, B_{12}, Cholin, Zink, Magnesium und Kalium, die ebenfalls eine unterstützende Wirkung haben. Aufgrund der umstrittenen Zuchtbedingungen sollte nur Wildlachs auf Ihrem Teller landen.
11. Shiitake-Pilze unterstützen ebenfalls die DNA-Methylierung und liefern Methylgruppen.
12. Last but not least: Spinat und alle grünen Blattgemüse wie Grünkohl, Kohlrabi, Mangold, Löwenzahn, Rote Bete, Rucola und Asia-Salat.

Fazit: Frauen haben im Allgemeinen einen früheren zirkadianen Phänotyp, was auf eine Kombination aus hormonellen Einflüssen, genetischen Faktoren und Unterschieden in der Gehirnfunktion und Lichtempfindlichkeit zurückzuführen ist. Dies kann im Vergleich zu Männern zu früheren Schlaf- und Aufwachzeiten führen. Darüber hinaus ist das Verständnis der molekularen Veränderungen der zirkadianen Rhythmen im Zusammenhang mit dem Altern und dem Übergang in die Wechseljahre bei Frauen von entscheidender Bedeutung für die Entwicklung von Strategien zur Unterstützung eines gesunden Alterns und zur Minimierung der Nebenwirkungen der Wechseljahre. Es ist noch nicht bekannt, ob spezifische Ernährungsempfehlungen, insbesondere eine entzündungshemmende Ernährung, tatsächlich dazu beitragen können, die Veränderungen der zirkadianen Rhythmen zu minimieren und die Schlafqualität zu verbessern. Insgesamt stehen die Folgen gestörter Rhythmen in starkem Zusammenhang mit Wechseljahrsbeschwerden und wirken sich negativ auf die

Gesundheit und Lebensqualität von Frauen aus. Die Folgen dieser Unterschiede können das Schlafverhalten, das soziale und berufliche Leben sowie die allgemeine Gesundheit beeinträchtigen. Das Erkennen und Anpassen dieser Unterschiede kann dazu beitragen, das individuelle Wohlbefinden und die Leistungsfähigkeit in verschiedenen Lebensbereichen zu verbessern.

Durch Anpassungen der Ernährung und des Lebensstils können Frauen die mit den Wechseljahren zusammenhängenden Symptome wirksam in den Griff bekommen, das hormonelle Gleichgewicht unterstützen und ihr allgemeines Wohlbefinden während dieses bedeutenden Lebensübergangs verbessern.

JUGENDLICHE UND DER SOZIALE JETLAG

Die Pubertät ist ein entscheidender Entwicklungsabschnitt im Leben, der den Übergang von der Kindheit zur Jugend und schließlich zum Erwachsenenalter bildet. Diese Zeit bringt bedeutende körperliche, emotionale und hormonelle Veränderungen mit sich, die den Körper auf die Fortpflanzungsfähigkeit vorbereiten. Das Verständnis der Pubertät und ihrer Auswirkungen auf Körper und Geist ist für Teenager und für ihre Familien von entscheidender Bedeutung, wenn sie diese Phase durchlaufen.

Der zirkadiane Rhythmus unterliegt während der Pubertät bemerkenswerten Veränderungen, die sich auf Jugendliche in besonderer Weise auswirken. Wie auf Seite 46 kurz erörtert, sind diese Veränderungen näher zu untersuchen. Eine bedeutende Verschiebung betrifft die verzögerte Freisetzung von Melatonin. Dadurch verschiebt sich der Beginn der Schläfrigkeit oft um mehrere Stunden in den Abend hinein, sodass es für Jugendliche schwierig ist, zu früheren Zeiten einzuschlafen. Infolgedessen haben sie Probleme mit dem Aufwachen am frühen Morgen, da ihr Körper noch ausreichend Ruhe benötigt.

Diese natürliche Veränderung des zirkadianen Rhythmus stellt Jugendliche vor mehrere Herausforderungen, besonders wenn es darum geht, sich an den festen Zeitplan der Schule zu halten. Der frühe Schulbeginn, in der Regel gegen 8:00 Uhr, kollidiert häufig mit dem biologischen Schlafverhalten der Jugendlichen. Folglich sind viele Jugendliche gezwungen aufzuwachen, bevor ihr Körper von Natur aus dazu bereit ist: Das führt zu chronischem Schlafentzug. Dieser Schlafmangel hat tiefgreifende Auswirkungen auf das Lernen, die körperliche Gesundheit und das psychische Wohlbefinden.

Wissenschaftliche Studien zeigen immer wieder, dass Schlafmangel bei Teenagern mit schlechteren schulischen Leistungen einhergeht. Schlaf spielt eine entscheidende Rolle bei kognitiven Funktionen wie Gedächtniskonsolidierung, Problemlösung und Konzentration – also bei Schlüsselaspekten für effektives Lernen. Wenn Jugendliche nicht ausreichend schlafen, können sie sich im Unterricht schlechter konzentrieren und die Inhalte weniger gut behalten, was sich auf die schulischen Leistungen insgesamt auswirkt.

Körperlich gesehen schwächt Schlafmangel das Immunsystem, sodass Jugendliche anfälliger für Krankheiten werden, und trägt zu Stoffwechselproblemen bei, die das Risiko von Fettleibigkeit und damit verbundenen gesundheitlichen Problemen erhöhen. In psychischer Hinsicht wird Schlafmangel mit einem erhöhten Maß an Stress, Angst und Depression in Verbindung gebracht. Jugendliche, die ständig zu wenig schlafen, neigen zu Stimmungsschwankungen, Depressionen und Angstzuständen.

Zahlreiche Studien unterstreichen, wie wichtig es ist, die Schulzeiten mit dem natürlichen Schlafverhalten von Teenagern in Einklang zu bringen. So hat eine bahnbrechende Studie der American Academy of Pediatrics gezeigt, dass eine Verschiebung des Schulbeginns um nur eine Stunde die Schlafdauer und die akademischen Leistungen von Highschool-Schülern deutlich erhöht. Auch eine im Journal of School Health veröffentlichte Studie, in der 38 Berichte über den Zusammenhang zwischen Schulanfangszeiten, Schlaf und Leistung bei Jugendlichen untersucht werden, ergab, dass ein späterer Schulbeginn mit einer geringeren Tagesmüdigkeit und einer besseren Stimmung bei Teenagern einherging.

MEINE EMPFEHLUNGEN

Die Bewältigung dieser Herausforderungen ist von entscheidender Bedeutung, um die Entwicklung von Jugendlichen zu unterstützen und ihre schulischen sowie allgemeinen Lebenserfahrungen zu optimieren. Zwar haben einige Schulen damit begonnen, ihre Anfangszeiten an die Schlafbedürfnisse von Jugendlichen anzupassen, doch ist diese Umstellung nach wie vor unüblich.

Es ist wichtig, dass Eltern, Pädagogen und politische Entscheidungsträger die Bedeutung des Schlafs für Jugendliche anerkennen und sich für Stundenpläne einsetzen, die gesünderen Schlafmustern Vorrang gewähren. In der Zwischenzeit können Teenager ihre Schlafhygiene verbessern. Die Einführung einer regelmäßigen Schlafroutine, die Minimierung der Bildschirmzeit vor dem Schlafengehen und die Pflege einer ruhigen Schlafumgebung können einige der negativen Auswirkungen von Schulplänen abmildern, die nicht mit ihrem natürlichen Schlafrhythmus übereinstimmen.

Teenager (und Nicht-Teenager) davon zu überzeugen, dass Schlaf wichtig ist, kann eine Herausforderung sein. Ich persönlich halte es für sinnvoll, das Thema so zu formulieren, dass es mit dem täglichen Leben und den langfristigen Zielen in Einklang steht. Hier sind einige Strategien, um die Bedeutung des Schlafs zu erklären. Ich versuche, diese auf mich selbst anzuwenden, nicht immer mit Erfolg, aber meistens gelingt es mir, meine sechs bis sieben Stunden Schlaf einzuhalten.

Tipps für Eltern, die ihre Teenager unterstützen wollen

Indem wir den Schlaf mit ihren persönlichen Interessen in Verbindung bringen, ihnen die unmittelbaren und langfristigen Vorteile erklären, sie in die Erarbeitung von Lösungen einbeziehen und sie aufklären, können wir Teenagern helfen, die Bedeutung des Schlafs zu verstehen, und sie motivieren, ihm in ihrem täglichen Leben Priorität einzuräumen. Dies sind Argumente für Teenager (und Nicht-Teenager), die Schwierigkeiten haben, gute Gründe zu finden, warum Schlaf wichtig ist:

1. Schlaf ist wichtig für deine Interessen und Ziele

Kognitive Leistung: Schlaf verbessert das Gedächtnis, die Konzentration und die Problemlösungsfähigkeiten, und das kann zu besseren Noten und Leistungen in der Schule führen.

Sportliche Leistung: Qualitativ hochwertiger Schlaf fördert die Erholung, das Energieniveau und die Leistung, wodurch wir effektiver und weniger verletzungsanfällig werden.

Soziales und emotionales Wohlbefinden: Ausreichender Schlaf kann die Stimmung verbessern, Stress reduzieren und helfen, Emotionen zu bewältigen, was zu besseren Beziehungen und einer positiveren Einstellung führt.

Ohne ausreichende Erholung kann alles – akademische Leistung, Stimmung, Energie – darunter leiden.

2. Unmittelbare Vorteile des Schlafs

Besserer Start in den Tag: Ein guter Schlaf führt dazu, dass du dich am Morgen erfrischt und wach fühlst, was zu einem produktiveren und angenehmeren Tag führt.

Bessere Konzentration: Wer genug geschlafen hat, kann sich besser konzentrieren und hat weniger Nebel im Kopf. Das macht es leichter, Hausaufgaben und andere Aufgaben effizient zu erledigen.

3. Lösungen schaffen

Schlafenszeitplan festlegen: Es ist sinnvoll, eine Schlafenszeitroutine und einen Schlafenszeitplan festzulegen, die den eigenen Bedürfnissen und Verpflichtungen entsprechen, sodass es wahrscheinlicher ist, dass du sie einhältst.

Auswahlmöglichkeiten: Mit Aktivitäten wie Lesen oder dem Hören von beruhigender Musik lässt sich der Übergang zur Schlafenszeit angenehmer gestalten.

Bildschirmzeit einschränken: Du kannst probieren, die Bildschirmzeit vor dem Schlafengehen zu reduzieren, denn blaues Licht kann deine Fähigkeit einzuschlafen beeinträchtigen, siehe Kapitel über blaues Licht (ab Seite 20).

Einen Schlafplatz einrichten: Versuche, eine bequeme und entspannende Umgebung im Schlafzimmer zu schaffen, die dem Schlaf förderlich ist.

Fazit: Zu verstehen, wie sich zirkadiane Rhythmen auf Jugendliche auswirken, ist entscheidend für die Förderung eines Umfelds, das ihr allgemeines Wohlbefinden unterstützt. Indem wir die spezifischen Schlafbedürfnisse von Jugendlichen anerkennen und berücksichtigen, können wir ihre schulischen Leistungen verbessern und eine – auch langfristig – bessere körperliche und geistige Gesundheit fördern.

ZIRKADIANE RHYTHMEN UND SCHICHTARBEITER

Der zirkadiane Rhythmus des Menschen wird in erster Linie durch äußere Reize beeinflusst, wobei das Licht der stärkste Impuls ist.

Lichteinwirkung, insbesondere natürliches Sonnenlicht, hilft, die innere Uhr unseres Körpers mit der äußeren Umgebung zu synchronisieren. Darüber hinaus spielen Faktoren wie der Zeitpunkt der Mahlzeiten, körperliche Aktivität, soziale Interaktionen und Temperaturschwankungen ebenfalls eine Rolle bei der Regulierung der zirkadianen Rhythmen. Bei Schichtarbeitern kommt es jedoch häufig zu Störungen eines oder mehrerer dieser Signale.

Schichtarbeit mit unregelmäßigen Arbeitszeiten und/oder Nachtschichten unterbricht den natürlichen zirkadianen Rhythmus erheblich. Diese Störung ist vor allem auf die nächtliche künstliche Beleuchtung und die geringere Exposition gegenüber natürlichem Licht während des Tages zurückzuführen. Starkes blaues Licht am Abend kann die Produktion von Melatonin, einem für die Schlafregulierung wichtigen Hormon, reduzieren, sodass das Einschlafen erschwert wird. Umgekehrt schwächt eine unzureichende Lichtexposition während des Tages die Signale, die unsere zirkadianen Rhythmen synchronisieren.

Die Fehlanpassungen des zirkadianen Rhythmus führen zu einer Vielzahl von Problemen:

- **Müdigkeit:** Unregelmäßige Schlafmuster führen zu chronischem Schlafmangel und anhaltender Müdigkeit.
- **Beeinträchtigte kognitive Funktionen:** Ein Mangel an qualitativ hochwertigem Schlaf beeinträchtigt die Konzentration, das Gedächtnis und die Entscheidungsfähigkeit.
- **Stimmungsschwankungen:** Gestörte Schlafmuster erhöhen das Risiko von Depressionen und Angstzuständen.
- **Metabolisches Syndrom:** Ein veränderter Stoffwechsel erhöht das Risiko für Fettleibigkeit, Diabetes und Bluthochdruck.
- **Herz-Kreislauf-Erkrankungen:** Schichtarbeit wird mit einem höheren Risiko für Herzkrankheiten in Verbindung gebracht.

- **Beeinträchtigte Immunfunktion:** Eine geringere Schlafqualität erhöht die Anfälligkeit für Infektionen und verzögert die Genesung.

Aus gesundheitlicher und sicherheitstechnischer Sicht können diese kognitiven und körperlichen Beeinträchtigungen zu Folgendem führen:

- **Erhöhtes Unfallrisiko:** Die Wahrscheinlichkeit von Fehlern und Unfällen erhöht sich, vor allem in Hochrisikobereichen wie dem Gesundheitswesen, dem Transportwesen und der Produktion.
- **Geringere Produktivität:** Beeinträchtigte kognitive Funktionen und körperliche Ermüdung verringern die Effizienz und die Produktivität am Arbeitsplatz.

Zur Bewältigung dieser Herausforderungen sind umfassende Strategien erforderlich, um die Auswirkungen der Schichtarbeit auf den zirkadianen Rhythmus und die allgemeine Gesundheit zu mildern.

WAS DIE FORSCHUNG EMPFIEHLT

Die Steuerung der Exposition gegenüber hellem Licht während der Nachtschichten und das Vermeiden von blauem Licht vor dem Schlafengehen können helfen, den zirkadianen Rhythmus zu regulieren. Die Verwendung einer Blaulichtschutzbrille am Abend und die Sicherstellung einer angemessenen Exposition gegenüber hellem Licht während der Arbeitszeit können helfen.

Die Einführung und Aufrechterhaltung einer regelmäßigen Schlafroutine, die auch an arbeitsfreien Tagen eine gleichbleibende Aufwach- und Schlafenszeit vorsieht, trägt dazu bei, die innere Uhr des Körpers zu stabilisieren.

Gezielte Schlafpausen vor oder während der Schicht können

die Müdigkeit lindern und die Wachsamkeit erhöhen. Das verbessert die Gesamtleistung und die Sicherheit.

Regelmäßige körperliche Betätigung, ausgewogene Mahlzeiten und ausreichende Flüssigkeitszufuhr sind wichtig, um das allgemeine Wohlbefinden zu fördern und die negativen Auswirkungen einer Störung des Tagesrhythmus abzumildern. Oft vergessen wir, zu den richtigen Zeiten zu essen oder sogar körperliche Aktivitäten in unseren Tag einzubauen, weil wir nicht entsprechend geplant haben. Wenn wir einen Plan machen, der zu unserem eigenen Rhythmus passt, können wir uns auch bemühen, ihn einzuhalten – und uns über unser gesteigertes Wohlbefinden und ein Plus an Energie freuen.

Arbeitgeber können die Anpassung an die Schichtarbeit erleichtern, indem sie flexible Zeitplanoptionen anbieten, der Vorwärtsrotation von Schichten den Vorzug vor der Rückwärtsrotation geben und für eine gut beleuchtete Arbeitsumgebung sorgen, die Wachsamkeit und Produktivität begünstigt.

Vorwärts- und Rückwärtsrotation

Im Zusammenhang mit Schichtarbeit bezieht sich die Schichtrotation auf das Planungssystem, bei dem die Mitarbeiter verschiedene Schichten durchlaufen, beispielsweise Tages-, Abend- und Nachtschichten. Die Richtung der Rotation (vorwärts oder rückwärts) hat einen erheblichen Einfluss darauf, wie gut sich die Arbeitnehmer an diese Veränderungen anpassen können.

Vorwärtsrotation: Der Prozess, bei dem die Schichten in chronologischer Reihenfolge geplant werden: von morgens über abends bis nachts. Beispiel: Ein Arbeitnehmer könnte eine Woche lang in der Frühschicht (etwa von 7 bis 15 Uhr) arbeiten, gefolgt von einer Abendschicht (etwa von 15 bis 23 Uhr) in der nächsten

Woche und einer Nachtschicht (etwa von 23 bis 7 Uhr) in der darauffolgenden Woche.

Vorteile:

Anpassung an den natürlichen zirkadianen Rhythmus: Der Mensch neigt von Natur aus dazu, seine Wachzeiten eher zu verlängern als zu verkürzen, was die schrittweise Anpassung an spätere Schichten erleichtert.

Leichterer Übergang: Die Umstellung von einer früheren auf eine spätere Schicht ermöglicht eine allmählichere Anpassung der Schlafgewohnheiten und verringert Schlafstörungen.

Bessere Schlafqualität: Die Vorwärtsrotation stört den Schlaf in der Regel weniger, da sie die natürliche zirkadiane Präferenz für eine Verlängerung der Wachzeit nachahmt.

Rückwärtsrotation: Bei der Rückwärtsrotation werden die Schichten in umgekehrter chronologischer Reihenfolge geplant: von der Nacht über den Abend zum Morgen. Beispiel: Ein Mitarbeiter könnte eine Woche lang in der Nachtschicht (23 bis 7 Uhr) arbeiten, gefolgt von einer Abendschicht (15 bis 23 Uhr) in der nächsten Woche und einer Morgenschicht (7 bis 15 Uhr) in der darauffolgenden Woche.

Herausforderungen:

Störung der zirkadianen Rhythmen: Diese Art der Rotation ist schwieriger, weil sie von den Arbeitnehmern verlangt, dass sie ihre Schlafzeiten ständig nach hinten verschieben, was der natürlichen zirkadianen Präferenz zuwiderläuft.

Erhöhte Müdigkeit: Die Rückwärtsrotation führt häufig zu ausgeprägteren Schlafstörungen und größerer Müdigkeit, da die Ruhezeit zwischen den Schichten verkürzt wird.

Höheres Risiko für gesundheitliche Probleme: Eine chronische Abweichung vom zirkadianen Rhythmus kann das Risiko von Schlafstörungen, Magen-Darm-Problemen und Herz-Kreislauf-Problemen erhöhen.

Die Umsetzung dieser Strategien (wie die Vorwärtsrotation) kann die Gesundheit, das Wohlbefinden und die Leistung von Schichtarbeitern erheblich verbessern und so ein förderliches und produktives Arbeitsumfeld schaffen.

Fazit: Schichtarbeit stört den natürlichen zirkadianen Rhythmus, indem sie den Menschen nachts künstlichem Licht aussetzt und die Exposition gegenüber Tageslicht einschränkt. Das führt zu chronischem Schlafentzug und einer Desynchronisierung der inneren Uhr des Körpers. Diese Störungen tragen zu Müdigkeit bei, beeinträchtigten kognitiven Funktionen, Stimmungsschwankungen, einem erhöhten Risiko für Stoffwechsel- und Herz-Kreislauf-Erkrankungen sowie einer beeinträchtigten Immunfunktion.

Das Erkennen dieser Herausforderungen und die Umsetzung von Abhilfestrategien – sowohl von Arbeitnehmern als auch von Arbeitgebern – können die negativen Auswirkungen der Schichtarbeit auf Gesundheit und Sicherheit ganz erheblich verringern.

ZIRKADIANE (DYS-)REGULATION BEI ASTRONAUTEN

Auf der Erde wird der zirkadiane Rhythmus durch natürliche Hell-Dunkel-Zyklen bestimmt, im Weltraum sind Astronauten jedoch künstlichen Hell-Dunkel-Zyklen ausgesetzt. Das Verständnis und vor allem die Berücksichtigung der Rolle des zirkadianen Systems und seines Einflusses auf die Körperfunktionen ist entscheidend für die Gesundheit und Leistungsfähigkeit von Astronauten bei Weltraummissionen und für die Zukunft in planetarischen Lebensräumen wie auf dem Mond oder Mars.

Aufgrund des fehlenden natürlichen Hell-Dunkel-Zyklus werden die zirkadianen Rhythmen von Astronauten bei Weltraummissionen erheblich gestört. In der niedrigen Erdumlaufbahn erleben sie alle 45 Minuten einen Sonnenaufgang oder -untergang, was zu einer Störung der zirkadianen Uhr führt. Diese Fehlregulierung wirkt sich auf biologische Signalwege[44], zelluläre Prozesse, die Physiologie und das Verhalten aus und verursacht Störungen, die denen ähneln, die mit dem Altern auf der Erde verbunden sind, wie Makuladegeneration, Krebs und neurodegenerative Störungen. Um diesen Auswirkungen entgegenzuwirken, hat die NASA auf der Internationalen Raumstation ISS Beleuchtungssysteme installiert, die die natürlichen Lichtmuster auf der Erde nachahmen und den Astronauten helfen, einen regelmäßigen Schlaf-Wach-Rhythmus aufrechtzuerhalten und das allgemeine Wohlbefinden zu verbessern.

Altern Astronauten bei Weltraummissionen schneller?

Das Altern auf der Erde ist durch eine Verschlechterung der physiologischen Prozesse gekennzeichnet, die zu Gesundheitsproblemen wie Sehkraftverlust, Herz-Kreislauf-Erkrankungen, kognitiven Beeinträchtigungen und Muskelschwund führen. In ähnlicher Weise sind Astronauten während und nach langfristi-

---

44 Biologische Signalwege sind Reihen von biochemischen Reaktionen oder Prozessen innerhalb eines lebenden Organismus, die zu einem bestimmten biologischen Ergebnis führen. Ein Beispiel für einen solchen Signalweg, mit dem wir uns auch in diesem Buch befassen, ist der Insulin-Signalweg. Wenn Insulin an seinen Rezeptor auf der Zelloberfläche bindet, setzt es eine Reihe von Reaktionen in Gang, die zur Aufnahme von Glukose durch die Zellen führen und dazu beitragen, den Blutzuckerspiegel zu senken.

gen Weltraummissionen erheblichen Gesundheitsrisiken ausgesetzt. Einige Studien deuten darauf hin, dass die Raumfahrt eine Anti-Aging-Wirkung haben könnte, während andere von fortschreitenden Alterungseffekten berichten.

Es gibt gemeinsame Merkmale des Alterns auf der Erde und der durch die Mikrogravitation (Schwerelosigkeit) verursachten Veränderungen, einschließlich abnehmender Muskelmasse, mitochondrialer Dysfunktion und systemischer Entzündungsreaktionen.

Nach wie vor ist unklar, wie lange Astronauten der Schwerelosigkeit ausgesetzt sein können, bis Alterungsprozesse beeinflusst werden. Einige Funktionsstörungen, wie kardiovaskuläre und muskuloskelettale Verschlechterungen, schreiten im Weltraum deutlich schneller voran. Bei Astronauten nimmt die Leistungsfähigkeit des Herz-Kreislauf-Systems ab, die sogenannte kardiovaskuläre Kapazität, und die Muskeln werden etwa zehnmal schneller abgebaut als beim normalen Altern auf der Erde. Deshalb müssen sie auch täglich mehrere Stunden lang sportlich aktiv sein, um diese Probleme zu mindern.

Um auf der Erde die gleichen Bedingungen hinsichtlich der Schwerkraft zu simulieren, wie sie Astronauten während eines Weltraumfluges empfinden, führen Wissenschaftler Bettruhestudien[45] mit gesunden Probanden durch. Solche Studien haben gezeigt, dass eine akute oder chronische Unterforderung

45 Bei Bettruhestudien (englisch: bed rest studies) handelt es sich um wissenschaftliche Experimente, bei denen die Teilnehmer über einen längeren Zeitraum, in der Regel zwischen einigen Tagen und mehreren Monaten, im Bett bleiben müssen. Diese Studien dienen dazu, bestimmte Bedingungen zu simulieren und ihre Auswirkungen auf den menschlichen Körper zu untersuchen. Dabei werden häufig die körperliche Inaktivität und die reduzierte mechanische Belastung nachgestellt, die während eines Weltraumfluges oder einer langwierigen Krankheit auftreten.

der Muskeln, die der Schwerelosigkeit ähnelt, zu altersbedingten Veränderungen führt, einschließlich einer Verschlechterung des Herz-Kreislauf-Systems und einer Beeinträchtigung der Gesundheit des Bewegungsapparats.

Herz-Kreislauf-Änderungen und -Risiken

In der Schwerelosigkeit verlagert sich Flüssigkeit aus dem Unterkörper in den Oberkörper und den Kopf, ein Phänomen, das als »cephalad fluid shift« bezeichnet wird. Infolgedessen steigt der Blutdruck zunächst an, und das Schlagvolumen des Herzens verändert sich, was häufig zu einer vorübergehenden Verringerung der Herzfrequenz führt.

Der Herzmuskel passt sich an, da er weniger Blut gegen die Schwerkraft pumpen muss. Die Wand der linken Herzkammer, der Kammer, die für das Pumpen von sauerstoffreichem Blut in den Körper zuständig ist, wird tendenziell dünner. Das liegt daran, dass das Herz in der Schwerelosigkeit nicht so stark arbeiten muss, um das Blut zirkulieren zu lassen. Die Fähigkeit des Herzens, sich kraftvoll zu kontrahieren, nimmt ab, weil die körperlichen Anforderungen geringer sind verglichen mit jenen auf der Erde. Es kommt zu einer Umverteilung von Blut und Flüssigkeit im Körper, was häufig zu einer anfänglichen Zunahme des Blutvolumens im Oberkörper führt. Mit der Zeit passt sich der Körper an, indem er das Gesamtblutvolumen reduziert, was sich auch auf die Herzfunktion auswirkt. Das Herz und andere Komponenten des Herz-Kreislauf-Systems werden durch das Fehlen regelmäßiger, erdähnlicher körperlicher Belastungen geschwächt.

Trotz akuter »Weltraumkrankheit« während der anfänglichen Anpassung können die Astronauten ihre Leistungsfähigkeit während ihrer gesamten Mission beibehalten. Beim Wiedereintritt in die Schwerkraft leiden sie jedoch an orthostatischer Intoleranz[46] und riskieren kurz nach der Landung eine Synkope[47]. Während strenge Übungsprogramme Muskelschwund, Knochenschwund und Blutvolumenverlust abmildern können, stellen andere Beeinträchtigungen wie das Space-Associated Neuro-Ocular Syndrome (SANS) eine große Herausforderung dar. SANS umfasst ein Sehnervenkopfödem, eine Abflachung des hinteren Augapfels, chorioretinale[48] Falten und eine Verdickung der retinalen Nervenfaserschicht[49]. Die Entstehung des SANS ist nach wie vor unklar, könnte aber mit einem erhöhten Druck innerhalb des Schädels aufgrund einer Verschiebung der Hirnflüssigkeit und aktivierten entzündlichen oder oxidativen Stresswegen zusammenhängen.

Schlafunterbrechung und Dysregulation der zirkadianen Uhr

Astronauten sind auch mit Schlafstörungen konfrontiert, die sich in einer Fragmentierung des Schlafs, einer verminderten Wach-

46 Orthostatische Intoleranz ist ein Zustand, der dadurch gekennzeichnet ist, dass der Körper nicht in der Lage ist, den Blutdruck und den Blutfluss beim Aufstehen aus einer liegenden oder sitzenden Position richtig zu regulieren. Dies führt zu Symptomen wie Schwindel, Benommenheit, Ohnmacht und schnellem Herzschlag.

47 Synkope ist ein medizinischer Begriff für Ohnmacht oder Bewusstlosigkeit. Sie tritt auf, wenn ein vorübergehender Bewusstseinsverlust aufgrund eines plötzlichen Absinkens des Blutflusses zum Gehirn eintritt.

48 Chorioretinal bezieht sich auf alles, was sowohl mit der Choroidea als auch mit der Netzhaut (Retina) des Auges zusammenhängt. Die Choroidea ist eine Schicht aus Blutgefäßen und Bindegewebe zwischen der Sklera (dem Weißen des Auges) und der Netzhaut. Sie versorgt die äußeren Schichten der Netzhaut mit Sauerstoff und Nährstoffen. Die Netzhaut ist die innerste, lichtempfindliche Gewebeschicht auf der Rückseite des Auges. Sie wandelt Licht in Nervensignale um, die an das Gehirn gesendet werden, um visuelle Bilder zu erzeugen.

49 Die retinale Nervenfaserschicht (englisch: retinal nerve fiber layer; RNFL) ist die innerste Schicht der Netzhaut, die hauptsächlich aus den Axonen der retinalen Ganglienzellen besteht. Diese Axone laufen zum Sehnerv zusammen, der die visuellen Informationen von der Netzhaut an das Gehirn weiterleitet.

heit am Tag und einer verringerten Tendenz zum nächtlichen Schlaf äußern. Diese Probleme sind häufig mit Störungen der zirkadianen Uhr verbunden. Der Weltraumflug verändert viele Umweltfaktoren, wie den 24-Stunden-Hell-Dunkel-Zyklus und die Ernährungsgewohnheiten, die als Zeitgeber dienen. Die Expression von Genen, die mit der zirkadianen Uhr zusammenhängen, kann auch durch andere weltraumbezogene Faktoren beeinflusst werden, darunter elektromagnetische Felder, Strahlung, Hypoaktivität (ein geringeres Maß an körperlicher Aktivität im Vergleich zu dem, was auf der Erde üblich ist) und Hitzestress sowie die besonderen Bedingungen an Bord der ISS (wie Lichtverhältnisse, Schichtarbeit). Obwohl die Auswirkungen der Raumfahrt auf den zirkadianen Rhythmus bereits seit über 30 Jahren bekannt sind, sind die genauen Mechanismen der zirkadianen Dysregulation auf molekularer Ebene noch weitgehend unerforscht.

Interessanterweise wurde im Rahmen einer Zwillingsstudie der NASA (2015 bis 2016) ein Astronaut vor, während und nach einer einjährigen Mission beobachtet, während sein genetisch identischer Zwilling als Bodenkontrolle diente. Die Studie ergab mehrere Veränderungen, darunter eine erhöhte Netzhautdicke und Veränderungen der Arteriendimensionen, die sich nach sechs Monaten auf der Erde wieder auf ein normales Maß zurückbildeten. Überraschenderweise wurde im Weltraum eine Telomerverlängerung (ein Zeichen für Anti-Aging) beobachtet, die sich jedoch nach der Rückkehr zur Erde wieder umkehrte. Sechs Monate nach der Rückkehr zeigte der Astronaut eine erhöhte Anzahl kürzerer Telomere (ein Zeichen des Alterns), erhöhte DNA-Schäden und veränderte kognitive Funktionen. Anti-Aging-Effekte des Raumflugs wurden in DNA-Methylierungsdaten von Astronauten auf einer 520-tägigen simulierten Mission und durch Auswertungen der Herzfrequenzvariabilität während sechsmonatiger und einjähriger Missionen festgestellt. Einige dieser Wirkungen sind jedoch vorübergehend, sie treten also während der Zeit der Raumfahrtmission oder sogar nur in Teilen davon auf, werden dann aber wieder rückgängig gemacht.

In-vitro[50]-Studien an menschlichen Skelettmuskel-Myoblasten unter simulierter Mikrogravitation ergaben eine verringerte Zellteilung und Veränderungen des Zytoskeletts, [51] die den Veränderungen bei alternden Muskelzellen ähneln. Es sind weitere Studien zu den Auswirkungen der Weltraumumgebung auf die zirkadianen Rhythmen und die allgemeine Gesundheit der Astronauten erforderlich.

Warum das Verständnis von Störungen der zirkadianen Uhr im Weltraum für uns hier auf der Erde auch relevant ist? Die Untersuchung, wie die zirkadiane Uhr im Weltraum verändert wird, ist entscheidend für das Verständnis der Auswirkungen auf die menschliche Gesundheit sowohl auf der Erde als auch bei Weltraummissionen. Forschungen mithilfe von Weltraumanalogstudien (die die Bedingungen im Weltraum nachahmen), mit in den Weltraum geflogenen Mäusen und mit isolierten Zellen in speziellen Habitaten haben gezeigt, dass die Mikrogravitation die Aktivität von Genen der zirkadianen Uhr in verschiedenen Organismen verändern kann. Diese Veränderungen wirken sich nicht nur auf einzelne Zellen, sondern auch auf den gesamten Körper aus.

---

50 Der Begriff »*in vitro*« kommt aus dem Lateinischen und bedeutet »im Glas«, was auf die historische Verwendung von Glasgefäßen in Laborexperimenten hinweist. »*In vitro*«-Studien beziehen sich auf Experimente, die außerhalb eines lebenden Organismus durchgeführt werden, in der Regel in einer kontrollierten Umgebung, zum Beispiel in einem Reagenzglas.

51 Das Zytoskelett ist für die Gesundheit und Funktionalität der Zelle unerlässlich. Ohne es wären die Zellen nicht in der Lage, ihre Form zu behalten, sich zu bewegen, sich zu teilen oder Materialien in ihrem Inneren richtig zu transportieren.

Mehrere Gene innerhalb der zirkadianen Uhr regulieren wichtige Stoffwechselvorgänge. Im Weltraum können diese Gene eine Zunahme der entzündungsfördernden und eine Abnahme der antioxidativen Stoffwechselwege bewirken. Dieses Ungleichgewicht kann zu Entzündungen und oxidativem Stress führen, von denen angenommen wird, dass sie zu Gesundheitsproblemen wie dem Spaceflight-Associated Neuro-Ocular Syndrome (SANS) beitragen.

Meine Forschungsgruppe hat kürzlich eine computergestützte Studie durchgeführt, in der über 1000 Skelettmuskelproben von Säugetieren aus 28 veröffentlichten Datensätzen analysiert wurden. Die Studie ergab gemeinsame Veränderungen in der Genexpression im Zusammenhang mit der zirkadianen Uhr und den Muskelsignalwegen. Diese Veränderungen ähneln denen, die durch die Alterung auf der Erde und durch einen Langzeit-Raumflug verursacht werden, was die erheblichen Auswirkungen sowohl der Alterung als auch der Weltraumbedingungen auf die biologischen Funktionen unseres Körpers verdeutlicht.

Fazit: Da sich die Weltraumforschung weiter in Richtung kommerzieller Flüge und längerer Missionen zum Mond und Mars entwickelt, wird das Verständnis der Auswirkungen eines lang andauernden Aufenthalts in verschiedenen Umgebungen, einschließlich unterschiedlicher Schwerkraft und Tageslängen, entscheidend. Solche Bedingungen können den zirkadianen Rhythmus stören und eine Anpassung an neue Zyklen erfordern, einschließlich ultradianer (kürzer als 24 Stunden) und infradianer (länger als 24 Stunden) Rhythmen. Studien an Tieren und Astronauten haben die Auswirkungen der Weltraumumgebung auf das Altern und altersbedingte Veränderungen untersucht. Während des Weltraumflugs kommt es bei Astronauten zu physiologischen Störungen, einschließlich Muskelschwund, Schlafstörungen und Verhaltensänderungen, die dem Altern auf der Erde ähneln. Diese Funktionen werden durch das zirkadiane System reguliert, und Störungen können zu körperlichen Beschwerden wie Schlafstörungen und kardiovaskulären Beeinträchtigungen führen. Das Verständnis dieser Auswirkungen ist für die Entwicklung wirksamer Gegenmaßnahmen zur Erhaltung der Gesundheit und Leistungsfähigkeit von Astronauten bei Langzeitmissionen im Weltraum von entscheidender Bedeutung und könnte auch zu einem besseren Verständnis des Alterungsprozesses hier auf dem Planeten Erde beitragen.

SCHLUSS

Das Verständnis und die Berücksichtigung unserer zirkadianen Rhythmen bieten tiefgreifende Vorteile für unser tägliches Leben, unsere Gesundheit und unser allgemeines Wohlbefinden. Indem wir unsere Aktivitäten auf diese natürlichen Zyklen abstimmen, können wir unsere körperliche und geistige Leistungsfähigkeit optimieren, unsere Erholung und Widerstandsfähigkeit verbessern und ein intensiveres Gefühl von Ausgeglichenheit und Harmonie erreichen.

Diese Reise durch die Wissenschaft der zirkadianen Rhythmen zeigt, dass unser Körper ein fein abgestimmtes Instrument ist, das am besten funktioniert, wenn es im Einklang mit der natürlichen Welt steht. Wir können diese Erkenntnisse nutzen, um ein gesünderes und produktiveres Leben zu führen, denn wir wissen, dass der Schlüssel zu unserem optimalen Wohlbefinden im rhythmischen Tanz der Zeit selbst liegt.

Ich bedanke mich, dass ihr mich auf dieser Reise begleitet habt!

DANKSAGUNG

Ich bin allen, die zum Entstehen dieses Buches beigetragen haben, zutiefst dankbar. Mein herzlicher Dank geht an den Verlag GRÄFE UND UNZER (GU) und an Eva Dotterweich, Verlagsleiterin bei GU, für ihre Vision und Unterstützung dieses Projekts.

Außerdem danke ich allen Wissenschaftlern, die mit ihren bahnbrechenden Arbeiten, die hier zum Teil diskutiert werden, zu unserem Wissen über zirkadiane Rhythmen beigetragen haben, meiner eigenen fantastischen Forschungsgruppe, Deeksha Malhan und Müge Yalcin vom talentierten und unermüdlichen TimeTeller®-Team und anderen Kollegen auf der ganzen Welt, mit denen ich die Freude und das Privileg hatte zusammenzuarbeiten. Ich danke auch den Institutionen, die unsere Forschung finanziert haben, und allen Teilnehmerinnen und Teilnehmern an unseren klinischen Studien, die uns bei der Entwicklung unserer Forschung, die hier teilweise vorgestellt wurde, geholfen haben. Ich hoffe sehr, dass unser Wissen, insbesondere durch TimeTeller®, die Gesundheit verbessern und vielen Patienten helfen kann.

Ein besonderer Dank geht an alle, die an den Interviews teilgenommen haben, in der Reihenfolge ihres Erscheinens: Henrik Oster, Thomas Kantermann, Michael W. Young, Sofia Axelrod, Hans Matz, Francis Lévi, Monika Rau, Kerstin Cuhls, Nina Ruge, Tiago Fleming Outeiro, Susanne Liedtke und Karsten Hollander. Ich danke euch, dass ihr mit euren einzigartigen Perspektiven und Einsichten dazu beigetragen habt.

Besonders dankbar bin ich Nina Ruge dafür, dass sie mich mit dem Redaktionsteam in Verbindung gebracht hat, was ein wichtiger Schritt war, um dieses Projekt zum Erfolg zu führen.

Ich danke auch denjenigen, die mich dazu inspiriert haben, komplexe wissenschaftliche Konzepte zu vereinfachen und effektiv zu vermitteln, darunter meine vielen Studierenden und meine eigenen Kinder, die eine enorme Quelle der Kritik, der Inspiration und des Spaßes waren (und sind).

Ein großer Dank an Nina Nelson, eine brillante Wissenschaftlerin in meiner Forschungsgruppe, die auch eine talentierte Designerin ist und alle Illustrationen in diesem Buch entworfen hat.

Schließlich möchte ich mich auch bei denjenigen bedanken, die Teile dieses Buches kritisch gelesen haben: Viola Schmid, eine sehr nette Junior-Redakteurin bei GU, immer bereit, meine Fragen zu beantworten (bei der Zusammenarbeit mit einem Wissenschaftler sind viele Fragen zu erwarten), Stella Schossow, stellvertretende Verlagsleitung bei GU, Ulrike Schöber, die äußerst kompetente Lektorin, die dieses Projekt bearbeitet hat, und deren scharfer Blick mir geholfen hat, Teile dieses Buches zu verfeinern und leserfreundlicher zu gestalten. Benjamin Dose, Mitbegründer von TimeTeller® und ein äußerst geduldiger und fantastischer Kollege und Freund. Tobias Stauber, mein wunderbarer Ehemann und Kollege, und Philipp und Anna Relógio Stauber, die tollsten Kinder, die ich mir wünschen könnte. Ich danke euch allen für eure kritischen und aufschlussreichen Kommentare, die mir geholfen haben, dieses Buch in seine aktuelle Fassung zu bringen.

Herzlichen Dank!

GLOSSAR

Fachbegriff	Beschreibung
Biomarker	Ein biologischer Indikator, wie ein Molekül im Blut oder Gewebe, der zur Beurteilung von Gesundheit oder Krankheit gemessen werden kann.
Blutzucker	Bezeichnet die Konzentration von Glukose (Zucker) im Blut. Ein stabiler Blutzuckerspiegel bedeutet, dass der Blutzuckerspiegel in einem normalen Bereich gehalten wird, ohne dass es zu Spitzenwerten (Hyperglykämie) oder einem Abfall (Hypoglykämie) kommt.
BMAL/BMAL	Brain and Muscle ARNT-Like 1 Gen/Protein; Kernkomponente der zirkadianen Uhr.
Chronotherapie	Verabreichung von Behandlungen zu bestimmten Zeiten in Abhängigkeit von zirkadianen Rhythmen.
Chronotyp	Die natürliche Vorliebe einer Person für Schlaf- und Wachzeiten, wie ein »Morgenmensch« oder eine »Nachteule«.
CLOCK/CLOCK	Circadian Locomoter Output Cycles Kaput Gen/Protein; Kernkomponente der zirkadianen Uhr.
Cortisol	Ein Hormon, das von den Nebennieren produziert wird und zur Regulierung des Stoffwechsels, der Immunreaktion und von Stress beiträgt.
CRY/CRY	Cryptochrom Gen/Protein; Kernkomponente der zirkadianen Uhr.
DNA	Desoxyribonukleinsäure – das Molekül, das die genetischen Anweisungen für das Leben enthält.
Epigenetik	Veränderungen der Genaktivität, die nicht mit einer Veränderung des genetischen Codes verbunden sind. Epigenetik bezieht sich auf die Art und Weise, wie unser Verhalten und unsere Umwelt Veränderungen verursachen können, die die Funktionsweise unserer Gene beeinflussen. Durch epigenetische Veränderungen können Gene »ein-« und »ausgeschaltet« werden.
Epigenom	Die Gesamtheit der epigenetischen Veränderungen am genetischen Material einer Zelle, die die Genaktivität beeinflussen, ohne die DNA-Sequenz zu verändern.
Exposition	(Lichtexposition): die Menge und Art der Lichtaussetzung einer Person, die ihren Schlaf und ihren zirkadianen Rhythmus beeinflussen kann.

Fachbegriff	Beschreibung
Expression/ Geneexpression/ exprimieren	Die Genexpression ist der Prozess, bei dem die in einem Gen codierte Information zur Herstellung eines funktionellen Produkts, meist eines Proteins, verwendet wird. Wenn etwa die Expression eines Gens reduziert ist, bedeutet dies, dass weniger Kopien dieses Gens hergestellt werden, was für gewöhnlich bedeutet, dass auch weniger Proteine produziert werden.
Gen	Ein DNA-Abschnitt, der die Anweisungen für den Bau eines bestimmten Proteins oder einer Reihe von Proteinen enthält.
Genaktivität	Die Genaktivität bezieht sich auf das Ausmaß, in dem ein Gen in einer Zelle oder einem Organismus exprimiert wird. Sie gibt an, ob ein Gen »ein-« oder »ausgeschaltet« ist und wie viel von seinem Produkt gebildet wird. Eine hohe Genaktivität bedeutet, dass ein Gen stark exprimiert wird, während eine geringe Genaktivität bedeutet, dass es weniger oder gar nicht exprimiert wird.
Homöostase	Die Homöostase ist die Art und Weise, wie der Körper eine stabile innere Umgebung aufrechterhält.
Hormon	Ein chemischer Botenstoff, der von bestimmten Zellen im Körper produziert wird und verschiedene physiologische Prozesse, wie Wachstum, Stoffwechsel und Stimmung, reguliert.
Insulin	Insulin ist ein Hormon, das den Körperzellen hilft, Glukose (Zucker) aus dem Blutkreislauf aufzunehmen und zur Energiegewinnung zu nutzen. Die Insulinempfindlichkeit gibt an, wie stark die Zellen auf Insulin reagieren. Eine höhere Empfindlichkeit bedeutet, dass die Zellen Glukose effektiver nutzen können und weniger Insulin benötigen. Bei regelmäßiger körperlicher Betätigung wird die Wirksamkeit dieses Hormons erhöht und die Zellen reagieren stärker auf Insulin.
Interventionen	Eine Maßnahme oder Behandlung, die ein gesundheitliches Ergebnis verbessern soll, etwa ein neues Medikament, eine Diät oder ein Trainingsprogramm.
intrinsische zirkadiane Uhr	Die innere biologische Uhr, die den zeitlichen Ablauf verschiedener Körperfunktionen steuert und in der Regel einem ungefähren 24-Stunden-Zyklus folgt.

Fachbegriff	Beschreibung
ipRGCs	Intrinsisch photo(=licht)empfindliche retinale Ganglienzellen.
Jetlag	Jetlag ist eine vorübergehende Schlafstörung, die auftritt, wenn die innere Körperuhr oder der zirkadiane Rhythmus einer Person nicht mit der Zeitzone übereinstimmt, in die sie gereist ist. Das passiert, wenn eine Person schnell mehrere Zeitzonen durchquert, zum Beispiel bei einem Langstreckenflug.
Jetlag, chronischer	Anhaltende Störung der inneren Uhr des Körpers durch häufiges Reisen über Zeitzonen hinweg oder unregelmäßige Arbeitszeiten, die zu Müdigkeit und anderen gesundheitlichen Problemen führt.
Jetlag, sozialer	Sozialer Jetlag bezeichnet die Diskrepanz zwischen dem biologischen zirkadianen Rhythmus einer Person und ihrem sozialen Zeitplan, insbesondere ihrem Arbeits- oder Schulzeitplan. Diese Diskrepanz tritt auf, wenn der natürliche Schlaf-Wach-Rhythmus einer Person durch soziale Verpflichtungen gestört wird, die sie dazu zwingen, zu Zeiten aufzuwachen und aktiv zu sein, die nicht mit ihrer inneren Körperuhr übereinstimmen.
Kernuhr-Gene	Eine kleine Gruppe von Genen, die die 24-Stunden-Rhythmen erzeugen.
Lebensmittel, vitalstoffreiche	Lebensmittel, die im Verhältnis zu ihrem Kaloriengehalt eine große Menge an essenziellen Vitaminen, Mineralstoffen und anderen nützlichen Inhaltsstoffen enthalten.
Licht, blaues	Eine Lichtart mit kurzen Wellenlängen, die den Schlaf- und Wachzyklus beeinträchtigen kann. Es wird in der Regel von Bildschirmen wie Smartphones und Computern ausgestrahlt.
Lux	Eine Maßeinheit für die Lichtintensität. Ein Lux (lateinisch für »Licht«) entspricht dem Licht einer einzelnen Kerze, die aus einem Meter Entfernung gesehen wird.
Melanopsin	Ein lichtempfindliches Protein, das in bestimmten Augenzellen (ipRGCs) vorkommt. Diese Zellen reagieren besonders empfindlich auf die Absorption von kurzwelligem (blauem) sichtbarem Licht und leiten die Lichtinformationen direkt an den suprachiasmatischen Nukleus (SCN) im Gehirn weiter, der auch als Hauptuhr des Körpers bezeichnet wird.

Fachbegriff	**Beschreibung**
Melatonin	Ein von der Zirbeldrüse produziertes Hormon, das den Schlaf-Wach-Rhythmus reguliert und von der Lichtexposition beeinflusst wird.
PER/PER	Period Gen/Protein: Kernkomponente der zirkadianen Uhr.
Prävalenz	Der Anteil einer Bevölkerung, der zu einem bestimmten Zeitpunkt ein bestimmtes Merkmal, einen bestimmten Zustand oder eine bestimmte Krankheit aufweist.
Protein	Eiweiß, typischerweise große, komplexe Moleküle, die viele wichtige Funktionen im Körper erfüllen. Proteine bestehen aus kleineren Einheiten, den sogenannten Aminosäuren, die in einer bestimmten Reihenfolge miteinander zu einer Kette verbunden sind.
REV-ERB/REV-ERB	Nuclear Receptor Subfamily 1 Group D (auch NR1D) Gen/Protein. Kernkomponente der zirkadianen Uhr.
RNA	Ribonukleinsäure (RNA) ist ein Molekül, das eine wichtige Rolle bei der Übertragung von DNA-Informationen in Proteine spielt.
ROR/ROR	Retinoic Acid-Related Orphan Receptor Gen/Protein. Kernkomponente der zirkadianen Uhr
Rückkopplungsschleife	Ein System, bei dem der Output eines Prozesses die Funktionsweise des Prozesses selbst beeinflusst, was häufig zur Aufrechterhaltung des Gleichgewichts oder der Homöostase in biologischen Systemen genutzt wird.
SAD	saisonal abhängige Depression
Schichtarbeit	Ein Arbeitsplan, der Arbeitszeiten außerhalb des traditionellen 9-bis-5-Tages vorsieht, oft auch nachts, frühmorgens oder in Wechselschichten.
SCN	Nucleus suprachiasmaticus oder suprachiasmatischer Nukleus.
synchronisieren/ Synchronisierung	Hier: der Prozess der Anpassung oder Koordinierung biologischer Rhythmen an äußere Anzeichen, wie Hell-Dunkel-Zyklen oder Koordinierung der peripheren Uhren an die Hauptuhr in SCN.
TimeTeller®	Eine *in-vitro*-diagnostische Speichelmethode zur Messung der inneren Uhr.

Fachbegriff	Beschreibung
Transkription	Der Prozess, bei dem die in der DNA codierte genetische Information in ein RNA-Molekül kopiert wird. Dies ist der erste Schritt im Prozess der Genexpression.
Translation	Der Prozess, bei dem die Informationen der mRNA in den Ribosomen der Zelle zum Aufbau von Proteinen verwendet werden
uhrgesteuerte Gene	Gene, die von den Kernuhr-Genen reguliert werden.
Zeitgeber	Äußere Anzeichen wie Licht oder Temperatur, die dazu beitragen, die innere Uhr des Körpers mit der Umwelt zu synchronisieren
zirkadiane Rhythmen	Natürliche, interne Prozesse, die einem ungefähren 24-Stunden-Zyklus folgen und Schlaf, Wachsein und andere Körperfunktionen regulieren
zirkadianer Phänotyp	Beobachtbare Eigenschaften und Merkmale, die mit den zirkadianen Rhythmen einer Person zusammenhängen
zirkadianes Profil	Das Muster der Veränderungen von biologischen Markern oder Verhaltensweisen, die als Teil des zirkadianen Rhythmus über einen Zeitraum von 24 Stunden auftreten

QUELLEN

Die Anzahl der Quellen, die in dieses Buch eingeflossen sind, ist so groß, dass sie den Rahmen dieses Buchs sprengen. Aber Sie können die Quellen ganz einfach sehen, wenn Sie diesen QR-Code scannen.

https://www.time-teller.eu/die-chronostrategie/quellen

NÜTZLICHE ADRESSEN UND LINKS

ifado.de/de/chronotyp: ifADo ist die Leibniz-Institut für Arbeitsforschung an der TU Dortmund. Die Seite enthält eine elektronische Version des D-MEQ-Fragebogens.

time-teller.eu/: TimeTeller® ist eine Ausgründung der Charité-Universitätsmedizin Berlin, gegründet 2023 in Hamburg. Das Start-up konzentrieret sich auf die Anwendung der Forschung über zirkadiane Rhythmen in der Medizin. Das Hauptaugenmerk liegt auf der Messung der zirkadianen Rhythmen von Krebspatienten, um die beste Tageszeit für die Behandlung zu bestimmen, damit die Patienten weniger Nebenwirkungen und eine höhere Wirksamkeit der Therapie haben. Auf der Website gibt es Informationen zu den aktuellen Forschungs- und klinischen Aktivitäten des Start-ups, das unter anderem 2024 den German Startup Award in der Kategorie »Newcomerin des Jahres« gewonnen hat.

nobodytoldme.com/: nobodytoldme ist eine Webplattform mit nützlichen Informationen, Artikeln, Links und Ernährungskursen zur Unterstützung von Frauen in den Wechseljahren

Kontakt zur Autorin Angela Relógio:

Link zu meinem Profil:
https://www.linkedin.com/in/angela-relógio-977a77265/

Link zu TimeTeller®:
https://www.linkedin.com/company/timeteller-gmbh/

Link zu meinen Forschungsveröffentlichungen:
https://pubmed.ncbi.nlm.nih.gov/?term=angela+relogio

SACHREGISTER

BILDNACHWEIS

Coverfoto: iStockphoto.com/m_pavlov

Illustrationen:
Abbildungskonzeptualisierung: Prof. Dr. Angela Relógio
Abbildungsdesign: Dr. Nina Nelson /
Created with BioRender.com

Fotos der Interviewpartner:
Yusuf Bala: S. 170; Helen Fischer: S. 184; Jakob Leidenberger: S. 95; privat: S. 29_1, 43_2, 52, 57, 88, 108_1, 108_2; Rockefeller University: S. 43_1; Tom Schulte Fotografie: S. 29_2

Autorinnenfoto:
Anja Paap: U3

Bildredaktion: Simone Hoffmann

Syndication: Bildagentur Image Professionals GmbH,
Tumblingerstr. 32, 80337 München
www.imageprofessionals.com

LIEBE LESERINNEN UND LESER,

wir wollen Ihnen mit diesem Buch Informationen und Anregungen geben, um Ihnen das Leben zu erleichtern oder Sie zu inspirieren, Neues auszuprobieren. Wir achten bei der Erstellung unserer Bücher auf Aktualität und stellen höchste Ansprüche an Inhalt und Gestaltung. Alle Anleitungen und Rezepte werden von unseren Autoren, jeweils Experten auf ihren Gebieten, gewissenhaft erstellt und von unseren Redakteur*innen mit größter Sorgfalt ausgewählt und geprüft.

Haben wir Ihre Erwartungen erfüllt? Sind Sie mit diesem Buch und seinen Inhalten zufrieden? Wir freuen uns auf Ihre Rückmeldung. Und wir freuen uns, wenn Sie diesen Titel weiterempfehlen, in Ihrem Freundeskreis oder bei Ihrem Online-Kauf.

Sollten wir Ihre Erwartungen so gar nicht erfüllt haben, tauschen wir Ihnen Ihr Buch jederzeit gegen ein gleichwertiges zum gleichen oder ähnlichen Thema um.

KONTAKT ZUM LESERSERVICE

GRÄFE UND UNZER VERLAG
Grillparzerstraße 12
81675 München
www.gu.de

IMPRESSUM

GU ist eine eingetragene Marke der GRÄFE UND UNZER VERLAG GmbH, www.gu.de

ISBN 978-3-8338-9465-7
1. Auflage 2024

Projektleitung: Viola Schmid, Stella Schossow
Lektorat: Ulrike Schöber, Dortmund
Umschlaggestaltung: ki36, Editorial Design, München, Anika Neudert
Herstellung: Gloria Schlayer
Satz: Uhl + Massopust, Aalen
Reproduktion: Medienprinzen GmbH, München
Druck und Bindung: Livonia Print, Lettland

Umwelthinweis:
Nachhaltigkeit ist uns sehr wichtig. Der Rohstoff Papier ist in der Buchproduktion hierfür von entscheidender Bedeutung. Daher ist dieses Buch auf PEFC-zertifiziertem Papier gedruckt. PEFC garantiert, dass ökologische, soziale und ökonomische Aspekte in der Verarbeitungskette unabhängig überwacht werden und lückenlos nachvollziehbar sind.

Bildnachweis:
Siehe Seite 222.

Wichtiger Hinweis:
Die Gedanken, Methoden und Anregungen in diesem Buch stellen die Meinung bzw. Erfahrung der Verfasserin dar. Sie wurden von der Autorin nach bestem Wissen erstellt und mit größtmöglicher Sorgfalt geprüft. Sie bieten jedoch keinen Ersatz für persönlichen kompetenten therapeutischen Rat. Jede Leserin, jeder Leser ist für das eigene Tun und Lassen auch weiterhin selbst verantwortlich. Weder Autorin noch Verlag können für eventuelle Nachteile oder Schäden, die aus den im Buch gegebenen praktischen Hinweisen resultieren, eine Haftung übernehmen.

GRÄFE UND UNZER
Ein Unternehmen der GANSKE VERLAGSGRUPPE